心理咨询师
成长之路与案例共读

THE GROWTH PATH AND CASE SHARING
OF PSYCHOLOGICAL COUNSELORS

戴王磊　著

復旦大學 出版社

图书在版编目(CIP)数据

心理咨询师成长之路与案例共读/戴王磊著. —上海：复旦大学出版社,2024.7
ISBN 978-7-309-17354-3

Ⅰ.①心… Ⅱ.①戴… Ⅲ.①心理咨询-咨询服务 Ⅳ.①R395.6

中国国家版本馆 CIP 数据核字(2024)第 063553 号

心理咨询师成长之路与案例共读
戴王磊 著
责任编辑/张志军

复旦大学出版社有限公司出版发行
上海市国权路 579 号 邮编：200433
网址：fupnet@ fudanpress. com http://www.fudanpress. com
门市零售：86-21-65102580 团体订购：86-21-65104505
出版部电话：86-21-65642845
上海华业装潢印刷厂有限公司

开本 890 毫米×1240 毫米 1/32 印张 10.875 字数 209 千字
2024 年 7 月第 1 版
2024 年 7 月第 1 版第 1 次印刷

ISBN 978-7-309-17354-3/R·2091
定价：65.00 元

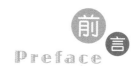

前言
Preface

我曾参与创办浙江省温州市第一所心理咨询师职业培训学校，并主讲8期咨询心理学课程，我有幸与立志成为心理咨询师的社会各界优秀人士共同学习。在授课期间，与他们分享了这些体会：

心理咨询师需要熟练掌握大量的、不断增长的知识；
学习多种技能，并处理复杂的人际关系；
探索自己的内心世界和隐秘想法。

从接受心理咨询师职业培训开始，我们就同时踏上了两条旅程：向外，去往需要专业技能的领域；向内，进入自己心灵的迷宫。

我在督导年轻的新人咨询师时发现，有些人进步缓慢，有些人则在中途渐渐退出。我认为他们想成为咨询师却封闭了自己的内心世界。

总想只动脑筋而不动感情，以避免触及自己的情感。这种理智地设防阻碍了他们自身的成长，也阻碍了他们学习掌握咨询师的技能。其实，想成为心理咨询师，不仅仅要掌握学术上的知识，更重要的是鼓起勇气，面对自己的内心世界；对自己的认识越深，帮助来访者的能力也就越大。

随着简快疗法和药物治疗成为主流，现在的咨询师培训已经减少了对认识自我的关注。过去，咨询师的个人成长曾是培训重点，如今被排挤到边缘，甚至被忽视了。但一切心理咨询都发生在人与人之间，由一个人传递给另一个人。既没有毫无特点的咨询师，也没有平凡的来访者。尽管医学模式正在对心理咨询产生影响，但心理咨询仍然是人文的、不完美的艺术。

很少有专业书籍谈及心理咨询师的个人问题，所以本书尝试讨论咨询师内心世界对来访者的影响。还有一个目的，就是提供一些策略和建议，处理咨询师遇到的一些情况，从而让咨询师放心去感受他们必将感受到的疑虑、困惑和畏惧。

本书分三部分，第一部分探讨在心理咨询师成长之路上，用直觉理解咨患关系、相互影响，咨询师个人生活与职业成效之间的关系，咨询师职业独有的艰难与心酸及咨询师自己的困惑。第二部分介绍常见咨询案例的督导和建议，旨在与读者交流快速把握来访者的问题焦点及解决问题的路线图的心得体会。第三部分分享作者多年来从事心理咨询的案例，从提炼的文字中寻找问题本质及咨询的原则方向。

谨以此书献给我的父亲戴方曼先生、母亲王春月女士，感恩他们指明我前进的方向；我要特别感谢我的家人、老师、挚友、同事给我的支持和帮助；特别感谢复旦大学季建林教授、徐俊冕教授引领我进入心理咨询职业。更要感谢的是我的来访者，他们的生活经历对本书贡献巨大。当然，书中做了保密处理。

　　本书引用了大量的范例、专家观点、经典案例，这些都是我通过报纸、杂志、讲座等途径收集到的，遗憾的是，已无法记得出处。所以，我要对这些原始作者、不知姓名的专家表示感谢！

前言

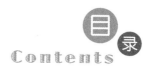

目录

目
录

第三篇　咨询个案共读

目录

目录

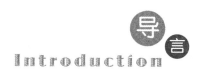

导言
Introduction

　　第一次坐在心理咨询室开始我的职业生涯，接待的是一位女性患者，40来岁，她由丈夫陪同来心理咨询室。她拉肚子，挂了内科的号，但内科患者太多，而我的诊室没有一个患者，就让我看。我问了她的情况，就告诉她："你的问题我解决不了，因为我看的是心理咨询，你的问题是躯体疾病，还是到内科去看吧。"患者很不满："医生应该什么都会看，你怎么往外推病人呢？我要到医务科去投诉你。"她还真的去医务科投诉了我。还好医务科的同志能够理解心理咨询的医生看这种内科疾病只会延误病情。

　　刚开始，作为心理咨询行业的"菜鸟"，我诚惶诚恐，小心翼翼地筛选来访（咨询）者。但问题并不那么简单：有些人出了问题，不认为自己有心理问题，拒绝就诊；有些人不知道自己的问题就是心理问题，就错诊；有些人知道自己有心理问题，但羞于求诊；有些人误把心理问题当成思想问题，认为不必就诊。

　　经过一段时间的磨炼，看了许多关于心理咨询的书，向资深的咨询师请教，我发现以下这些人适合找我咨询：

知道自己有心理问题的人适合求助于心理咨询

小王是位初二学生,这段时间沉溺于电子游戏,不愿意上学,也不到外边找朋友玩,一天有 8 个小时以上的时间在玩网游。父母劝他,他就发火,并且威胁父母:如果再这样劝,就到网吧去玩。让他看心理咨询,更是来气,还"回敬"父母:"你们才有精神病"。游戏玩多了,小王感到眼睛不舒服,要父母带他去看医生。于是,父母借机带他来到我的咨询室。

小王看到我就问:"你是眼科医生还是心理医生?"我说:"我是心理医生,怎么啦?"小王立刻站起来对她妈妈说:"我不看了,你骗我。"我马上明白,小王是被骗过来做心理咨询的。不过,我对这类案例也有些应对方法,赶紧就问:"你有没有听过'眼睛是心灵的窗户'这句话?"小王回答:"我当然听过。"我说:"所以嘛,通过了解心理,也能知道眼睛有没有问题。你既然来了,不妨让我来了解一下你的心理问题,这样对解决眼睛问题有好处。"作为心理医生,我知道,这是在"忽悠"小王,目的是与他建立起一定的咨患关系,以便今后的咨询。

小王看事已至此,也就同意接受我的心理咨询了。但我为自己欺骗求助者(来访者)感到不安,我就请教我的督导老师。他说:"小王的问题可能是网瘾,属于心理咨询的范畴,但他并不知道什么是心理咨询,所以拒绝。如果有机会让他认识到心理咨询能帮助他,也不是他想象的看精神疾病,他就有可能愿意让我们去帮助他。所以,我们的谎言是善意的,目的是让他有机会听我们的咨询。你看,他不是知道自己有心理问题了吗? 也知道这个问题可以解决了。所以,知道自己有心理问题的人适合做心理咨询。"听了这番解释,我才安心了。

精神疾病患者在稳定期可以求助于心理咨询

只有待精神疾病症状消失后,精神疾病患者才适合求助心理咨询。

一位来访者在家属陪同下来做心理咨询。他 19 岁,是大一学生,在外地读大学。近一个月来,同学发现其言语、行为怪异,与以往大不相同。我问他:"你为什么不在学校学习?"他说:"待不下去了,我在那里觉得不安全。"我问:"为什么有这种感觉呢?"他说:"我整天感到他们在监视我的一举一动,我在想什么,他们都知道,还不时听到他们在议论我的问题。我觉得自己压力太大了。"我问:"你只是怀疑,还是确信有这些事?"他说:"我为什么要撒谎呢?"说着就哭了起来。

我问他家属:"你们认为这是真的吗?"他妈妈说:"根本没有这样的事,是他自己瞎想的。"

我对他家属说:"他的问题有点严重,他听到别人听不到的声音,说明有幻听;他无中生有地坚信自己的想法被别人知晓,坚信被别人跟踪,这是妄想。幻听和妄想是精神疾病的两个典型的症状,也就是说,他现在可能有精神疾病。他自己并不认为自己有问题,也就是说没有自知力,不适合做心理咨询,要转诊到精神病的专科医院治疗。"

家长不解地问:"为什么要转诊? 这样对孩子的心理打

击是很大的,我们也难以接受,就让他在这里咨询治疗吧。"
我说:"我很理解你们的感受,不是我不帮助你。但是心理咨询有其原则,就是咨询者要明白自己有问题,只是不知道如何解决,让我们帮助他想办法。现在他认识不到自己的问题,所以我们的建议对他是无效的,现在做心理咨询只会拖延病情。"家属问:"那到底我孩子可不可找你心理咨询?"我说:"他的精神症状需要抗精神疾病药物治疗,待幻听、妄想症状消失后,自知力恢复,就可以做心理咨询了。到时,我们会尽力帮助他。"

心理咨询匹配的对象

一位女士告诉我,她与丈夫创办了一家企业,经过 10 年的打拼,拥有亿万资产。有一天,女士发现她的丈夫可能有外遇,于是想办法找到了她丈夫手机的通信记录及宾馆的住宿凭证。女士内心非常痛苦,想找丈夫理论。但她又想,当这些证据摊在丈夫面前时,不知道会有什么结果,因为她自己还没有想过结果。

我说:"你想过找自己的朋友或者亲人,让他们帮助想办法吗?"

她说:"我认为自己是个有身份的人,觉得不好意思对别人说这些问题。再说,这也不是什么光彩的事,朋友们如果不会保密,结果会变得更糟。"

我说:"那么直接找他谈自己的想法,不是更好吗?"

她说:"他的情绪可能也会很激动,二人一说这事,难保不会吵架,我怕。"

我说:"你找心理医生是对的,向我们倾诉困惑和不快,可以帮助你调整情绪,我们会建议你做最恰当的事。"

像这种有情绪、婚姻、恋爱等问题的人,就是我们心理咨询工作的对象了。还有像学习问题、社交问题、家庭生活、职业选择等。

其实,心理咨询的范围是很大的。心理咨询的目的是帮助来访者排除心理困惑,减轻压力,改善适应能力,开发自己的潜能,提高生活质量。因此,如果自己感到有烦恼、心里有矛盾,也愿意主动寻求帮助,就可以成为心理咨询工作的对象。

当然,这些咨询属于心理适应方面的咨询。另外,还有一种咨询属于心理障碍咨询,如睡眠障碍、情绪障碍、焦虑障碍等。这种咨询要求心理医生帮助来访者挖掘病源,寻找对策,去除或控制症状,预防复发。

心理咨询师需要积累更多的知识

心理咨询师所做的工作显然是面向各种人群的,他们有自己的思想、宗教、文化、习惯、爱好、职业术语、顺口溜……如果我们知识范围太狭窄,在面对某些人群的咨询时就会一筹莫展。

很多咨询师都有这样的想法,认为我们只要在某领域内做得专业就可以了。像医学一样,今后心理咨询的专业会越分越细,就像一个呼吸内科医生不需要懂得怎么去做胃部手术一样。他们认为自己不必知道很多。

一个人不可能是万事通,今后心理咨询可能和医学科学一样,专业越分越细。但目前,心理咨询与医学的发展不可同日而语。再说,一个人的心理问题,也不可能像目前医学那样按器官系统来分类。如果一个人胃里不舒服,恶心,医生会建议他就诊消化内科。一个人有轻生念头,他可以看抑郁症专科。若他是位犹太教徒,心理医生是否应了解这位先生的文化背景和习惯?我们总不能对他说,你去找一位懂犹太教的心理咨询师。

其实,心理咨询师是个很独特的专业,从来没有一个职业像这样:生活、学习和工作难以分开。我们的工作本身就是学习。我们的来访者都具有一定的知识储备,他所要做的就是与咨询师分享其生活内容,告知所有相关的背景知识。我们就可能窥探人性最隐秘的内心世界。我们应了解他们的习俗、语言和文化;应看到北京人、上海人、广东人、河南人、江西人、湖北人,甚至欧洲人、美国人的差异;应了解宗教、独特的食物和社会行为隐私的细节。

咨询师的知识来源

重视咨询师的正规培训科目。无论是医学、教育、心理、护理、咨询、家庭治疗或社会工作专业,都强调心理和身体整合的学科观点。生物化学是了解许多情感障碍的器质基础和精神药物作用的先决条件;神经生理学、社会生物学和社会人类学结合,有助于解决症状的社会背景。教育心理学提供了学习和发展的理论,用以促进健康的成长。哲学和综合理论有助于咨询师进行逻辑推理、组织知识体系,并形成生理和精神现象统一的解释。

阅读文学、哲学书籍的收获有时大于专业读物。弗洛伊德说过，他的理论灵感来源于陀思妥耶夫斯基、索福克勒斯和莎士比亚的著作，米开朗基罗和达·芬奇的雕塑，米尔和尼采的哲学。他所受的正规医学训练的收益没有像阅读《李尔王》《哈姆雷特》《俄狄浦斯·雷克斯》和《卡拉马佐夫兄弟》一样多，这些书籍帮助他形成了自己的理论基础。

知识最大的来源是我们每天工作的对象——求助（来访）者。从他们身上，我们不仅知道正统的行业，还了解到一些边缘领域，如修谱业、风水；我们近距离知道职业运动员、公务员、工程师、性工作者、农民工的职业生活；我们还会发现一些有趣的细节，如如何做出团体决策，如何创作一首诗；还会知道人类最顽皮、最自然、最具有创造性、最不受约束和最自我毁灭的一面。

心理咨询师的知识学习能够使我们领悟到许多人生的哲理，学会成长，敢于面对自己未解决的问题，并增强对他人和这个世界的理解；使我们学会了关心，在他人生命中最脆弱、最敏感的时刻与他们亲密、相互关心；使我们学会了馈赠，我们的努力，让他们感觉到人生出现了转机。

我们培养了好奇心，像侦探一样寻找线索并揭示秘密，解决问题并更好地理解人生的意义。

这使我们善于反思，在反省、善断、沉思中调整自己的工作和生活。

这使我们有了创造力，在工作中发明并使用新的办法战胜困难，找到解决问题的新途径。

更重要的是,我们学会了用自己的知识帮助更多的求助者。

心理咨询师的方法应简单、有效

心理障碍与时代有相关性,许多心理问题的出现,都可以找到相关的背景,如网络成瘾就与网络时代有关。当前的心理咨询理论都是20世纪90年代前的理论,如精神分析理论(泛性论的诞生)更是20世纪30年代的产物,产生的背景是西方性禁锢的年代。其他的学说,如20世纪70~90年代认知学说的出现,也与信息学兴起有关。这些理论能解决问题,但完全依赖这些理论来解决当代的心理问题,肯定是有问题的。

有位患者,习惯于用一只眼睛看东西,时间久了,看不清楚事物,而且还老流泪。一位医生说:"可能是近视了,配副眼镜吧";另一位医生说:"可能眼睛有炎症,弄些消炎药";还有位医生:"白内障了,手术吧。"身边的一些人说:"你要把自己与没有眼镜的近视者相比,你不知要幸福多少。"还有些人说:"你应该顺其自然,看不清也没有关系,时间久了,就习惯了。"更有人建议:"船到桥头自然直,到时办法就来了。"这时一个小孩说:"为什么不用另一只眼睛一起看东西呢?因为你本身就有两只眼睛。"

心理治疗的现状与以上例子很相似,这些理论要么从机体的功能紊乱和疾病出发,要么从人的发展可能性和能力出发,来阐述心理障碍的产生,喜欢从复杂的原因中找到解决问题的方法。结果,心理治疗理论成了哲学理论,讨论心理问题的根源成为哲学家的专利。可是,有心理障碍的人,大多不是哲学家,即使有一定的哲学修养的人,也因为心理问题而焦头烂额,已经难以集中精力去读懂这些深邃的观点了。心理咨询师或心理医生可能费了很大的劲向患者解释这些理论,效果却很一般。心理咨询师常埋怨一些心理患者宁愿听信江湖术士的话,也不听他的"科学"指导,却不去反省自己的理论远不如江湖术士的简单、易懂。

心理咨询的目的是帮助人们解决心理问题,所以,解决的方法有效、简单、易懂,被患者接受才是关键。同样的,指导这些方法的理论也应该遵循这样的原则。否则,心理咨询可能就会成为"高雅"人士"玩深沉的专利"。

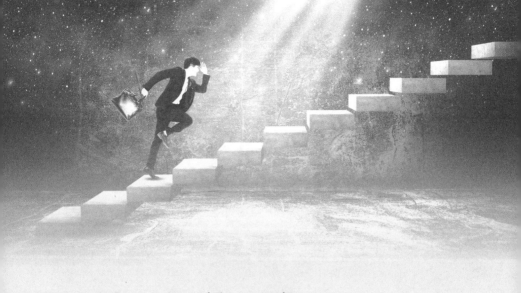

第一篇

心理咨询师成长之路

01 第一章

职业生涯与人格生活

第一节　准备好做咨询师了吗

记得我作国家二级心理咨询师考试论文答辩的老师时，曾向一位40来岁的中学老师提问：你为什么要成为心理咨询师？这位女教师说自己极想成为一名心理咨询师，正如在她的论文《个人成长》中表白一样：心理咨询师职业美如天使，工作特点就像天使救凡人。

呵呵！的确一些人是这样看心理咨询师的，尽管他们也知道，这个职业目前收入不高、入不敷出，还可能得不到认可；但认为在国外是个相当舒适的职业，是权势阶层追捧的对象，中国的咨询师在不久的将来也会像他们的国外同行一样，职业稳定，收入颇丰，令人尊敬和羡慕。但我还是觉得要把他们不知道的一面说出来，这可不是要扫兴，而是从职业道德的角度考虑，进入这个职业前要"知情同意"。

　　咨询师个人和职业生活有密切的联系，尽管我们的工作丰富多彩，但更多的是特别的艰辛。咨询师的生活常常伴随着情感枯竭、巨大的压力和个人危险。为了工作，他们牺牲了许多休闲时间和私人生活，有时为了与工作保持距离，在人际关系上可能显得不近人情，遭人误解。

　　咨询师王君从事心理咨询 5 年，主要工作对象是青少年。由于这些学生平时上课，王君只能在双休日为他们服务。他告诉我，已经记不清多久没有和家人一起度双休日了，孩子和妻子怨声载道。

　　吴君从事家庭心理咨询，看多了许多家庭的悲欢离合，工作忙的时候，每天要服务 5 对来访者。一天下来，身心俱疲，回到家里，连说话的力气都没有。气得妻子大骂："和别人说一天都不累，跟我说一句话都吝啬。真是个冷血动物。"

　　温君一直有个原则："闲坐不谈心理"。他是一位有名的亲子心理咨询专家，每天忙忙碌碌，他最大的愿望是"浮生偷得半日闲"，一周能有一天不谈与工作有关的事。但他的朋友却希望在他休息的时候能仔细帮其解决亲子问题。

　　咨询师上官君一直职业运气不佳，他曾接待过一位抑郁症的来访者。尽管尽其所能，但来访者还是自杀了。虽然没人指责他有什么过错，但他一直陷入深深的自责中。最近更是倒霉，他接待过的一位偏执症患者，认定他的治疗方案有问题，常常打电话骚扰他，并扬言"摆平"他。

　　在心理咨询不同的专业领域中，咨询师也有各自的酸甜苦辣。在综合性医院里从事心理咨询的医师自我优越感最强，但在神经内科医师眼里，他们在诊断依据方面是个外行，是什么都不会做的"江湖郎中"。而在非医学领域的同行眼里，他们可能缺乏心理咨询方面的早期培训，并且有生物医学模式的取向，是开药太多的"开方医生"。

从事社会心理咨询的心理咨询师，常常被人们看作在家里陪人聊天、做志愿者、做义工、做好事的人。因此，为了改变这种旧有的公众形象，他们常常努力争取与心理医生们平等的地位，因而从事专业以外的心理咨询工作，但因很少被认可或没有积极的疗效而深感挫折。

在监狱和劳教机构的心理咨询师，由于服务对象特殊，很少有管教对象会主动上门来寻求心理咨询。他们因感到职业身份得不到认可，职业能力得不到提升而沮丧。

一些中小学的心理咨询师，常常要负责几个不同校区的学生，只能照顾到一些较轻的问题，对棘手案例常显得无能为力，即使这样也忙不过来。这还不是他们的全部工作，学校认为他们的工作量不够，要他们兼任其他的课程。这使许多咨询师觉得自己的职业得不到应用的尊重。

在"围城"之外的人对这门职业常常充满乐观、激情和兴奋。所以，要不要谈心理咨询职业的艰辛的诸多细节，我犹豫了许久。但看到最初那么多喜欢这个职业的人最后选择离开，我还是写了这些。同仁们，这不是故意要你扫兴，而是考虑到你选择作为我们的一员，我才特意提醒你的。

第二节　新手心理咨询师的困惑

潘女士拿到三级心理师证书有一年了,但她至今仍没有一天真正从事心理咨询工作。她没有工作室,也没有上级咨询师给予的督导,当然,也没有人敢向她咨询。她为了能更快地上岗,半年中,参加了名目繁多的短期心理咨询理论学习,更是体验了闻所未闻的心理咨询工作坊。她有许多收获,准备开业了,问我能不能提醒些什么,使她这只"菜鸟"更快地进入角色。

职业有几多酸甜苦辣,更多的是个人体验,所以我不敢有什么提醒之意。但晚上在床上却难以入眠:每个人都曾是菜鸟,跌跌撞撞,免不了吃苦头,但如果有所准备,可以少走弯路。

与许多职业一样,心理咨询师职业是流动性的,面对金钱或权力的诱惑,转行是很常见的。所以,如果爱好心理咨询而进入这个行业,以后是不会放弃的。但认为这是养家糊口的行当,也许会走下去,并做出一些成就来,但更大的可能是放弃。林咨询师是出道很早的专家,由于工作能力出色,被组织部门相中,走上行政管理岗位。一走就是 12 年,现在回忆曾经的职业时光,唏嘘不已。

作为咨询师,你可能碰到令人震惊的邪恶的事物,要接受许多心灵垃圾,会看到人性丑陋的一面,心灵会受到难以置信的冲击,不得不与不喜欢的来访者约定下次的咨询时间。而我们别无选择,还要呈现出自己美好的一面,一如既往是这样。张咨询师在妇联相关部门从事家庭暴力的心理咨询工作,作为女性,目睹了许多家暴的受害者,好多次想离职,但想到自己的责任和角色,仍选择了留下。

咨询师要恪守中立的态度,协调好源于职业的两难问题:接近来访者但不能过分卷入;有同情心又要超然;提供支持又不使来访者养成依赖性等。我们要坚持自己的价值观、是非观和善恶观,有自己的道德底线和生活方式。但在咨询时又要把这些暂时放在一边。

让"菜鸟"们感到压力最大的是没有督导老师,以致他们难以整理摄入性会谈时得到的资料,不能形成正确的诊断思维和处理棘手问题。向我"请教"的潘女士在她学习的工作坊里,碰到一位有结婚恐惧症的年轻女子,她拒绝男友与她亲热,害怕在性活动时会疼痛。她说:"我怕疼痛,但为什么总有性幻想?"由于没有督导,潘女士想不出答案。与她一起的同行众说纷纭,有的说是来访者受过性虐待,有的说是亲密恐惧,更有的说她是"石女"、没有性功能等。似乎每个观点都对,但不知自己该赞同谁。

扎实地开始,才有稳步发展的事业,这是"菜鸟"们最需要了解的。

第三节 职业生涯和个人生活相互影响

富有经验的咨询师会告诉年轻的同行:不要让职业生涯

和个人生活混淆，二者要有距离感。也就是说，要将自己的社交活动与治疗会谈分离开来，也把专业社团活动和家庭生活分离开来。

这种说法是对的，但是一种理想状态。一个人进入心理咨询专业，与他个人的生活有很大的关系，如文化因素、个人遭遇、家庭价值观的影响，甚至远远超过专业本身及专业权威对他的影响。一些人进入这个领域，本身就有解决个人心理冲突的强烈愿望。他们相信通过解决他人的问题，而有助于解决其自身的问题。

我曾督导过一位咨询师，她告诉我她曾患过抑郁症。她说："我半年前发现丈夫染上赌博，当我发现时，已经输了200多万，并且把自己的车也给典当了。我问他能不能改掉，一切从头再来，我们重新奋斗。但丈夫说，我要把它赢回来，但也可能再输得血本无归。所以，为了孩子的幸福，我们选择离婚，把房子给孩子。"她说自己这段时间非常痛苦，连续半个月基本没有睡过觉。经过两年的心理咨询，现在对生活充满信心。她说是心理咨询救了自己，渴望成为心理咨询师，认为自己可以帮助别人像她一样走出生活的低谷。她如愿了，对我说："我有过心灵创伤，所以更能体验和帮助别人，也会通过咨询帮助别人解决心理问题，从中得到成长和升华。"

理想的心理咨询师，人们要求他的工作不受生活的影响，情绪十分稳定，咨询中保持中立，无所不知且富于接纳性和创造性。事实上，除了少数的心理咨询师会严格遵守心理咨询的原则外，多数的心理咨询师的咨询行为存在相当程度的不一致和不确定性,常常受到生活中的某些事的干扰,如最近的情绪状况、生活遭遇、不愉快等。

我自己就遇到过这样的"致暗时间"。工作了 8 年,还没有自己的房子。当时首付不够,于是向亲朋好友借钱。总以为会很快借到钱,但随着最后交钱的日子快要来临,我还缺 2 万元。那几天尽量不让自己的心情影响到工作,但还是多次被来访者提醒,差点被主管领导警告。

当然,出现这种情况并不奇怪。虽然心理咨询是助人的职业,咨询师受过较好的教育、培训、督导,做过研究和自我分析,但他们毕竟是普通人,也会受到各种事件的影响,可能会犯错误,存在认知上的偏见,做出不符合事实的误判,歪曲现实。

一位心理咨询师曾对我说过一件事:3 个月前,他的母亲去世了,尽管他不想自己的情绪影响工作,他还是在后面的工作中提到这些事。尤其是当来访者咨询一些亲子关系问题时,会不自觉地站在父母一边。他说自己很明白,心理咨询应以来访者为重点,但自己的咨询方向却发生了变化,以自己为重点了。

咨询师的生活会影响心理咨询本身,这点已毋庸置疑,但我们仍可以想方设法把这种影响减少到最低。解决之道是遵循以下几点:

> 可靠的心理咨询方法;
> 与来访者建立良好的人际关系;

心理咨询师
成长之路

建立认同感；

解决移情冲突；

讨论非理性信念；

找到合理认知。

第四节　亲朋好友是来访者吗

心理咨询师注定没有真正的"下班"：一方面，在咨询室，为来访者提供正规的心理咨询；另一方面，下班后在客厅或茶座里，常常接受朋友、亲戚、同事的提问，并向他们提出一些建议。很多咨询师试图改变这种情况，因为这样很累，想提醒朋友们"这不是我的上班时间"，也想建议他们到别的咨询师那里去就诊。但这话说不出口，因为怕伤害到他们。

另一个原因是，咨询师知道自己只是对解决某些问题相对熟悉，还有太多问题其实并不内行。咨询师不得不努力发挥其知识，努力解决朋友们的问题，或者倾听他们的心声。我曾督导过一位入职不久的咨询师，他总是按照心理咨询的原则工作，如心理咨询的对象不包括亲人和朋友等。但他很困惑，朋友得知他是位执业咨询师后，总是在吃饭或喝茶等非工作时间向他咨询关于感情、子女教育等问题。他觉得不说点自己的看法，朋友会误会他，却又担心违背心理咨询的原则。因为这个原则认为，朋友间的咨询方式不会有什么效果。他不知如何面对这些问题。

这个心理原则是对的。因为个人和职业身份的融合对咨询师来说并不是一件好事。我们与朋友之间的关系并不客观，这种关系会破坏咨询师的作用，影响到咨询关系。

但咨询师并不会完全接受这个原则的影响，因为咨询师还因被人需要而感到高兴，朋友们认为咨询师懂得他们不懂的事，与我们交流会得到帮助。一些咨询师对我说："有时我觉得自己很重要，朋友们有问题总会想到我，甚至他们的亲戚有什么问题也会找到我。尽管对好多事，我也不知道怎么去解决，原则也要求我不能提出建议，但被人当成能人总是很高兴的。"

如何既能帮助朋友们解决问题，又让自己休息好，而不违背心理咨询的原则？解决这种双重关系已成为最普遍的道德问题和基本原则。以下的建议或许会有帮助：

> 心理咨询师有自己的朋友，所以相互帮助是值得提倡的。
>
> 给自己一个相对固定的时间休息，并不受干扰，朋友会理解的。
>
> 与朋友谈到他们的心理问题时，不要以专业的态度提出解决之道，因为这种谈话方式没有太多的治疗意义。
>
> 不要以专业人士自居，以探讨的方式交流。

作为咨询师，连续的工作常常让我精疲力尽。在休息时,希望朋友不要问我问题,尤其是关于如何教育孩子、如何与领导相处等我不擅长的问题,但我还是很感激他们常常会想到我。

第五节　咨询师的人格影响力

咨询师的精神和力量,特别是人际关系中表现出的个人态度,会极大地影响来访者。

影响咨询效果的首要因素是咨询师的活力、热情和人格力量。如咨询师以清晰、开放和平静的态度进入咨患关系,完全准备好与一个受折磨的心灵接触,而来访者所做的准备是带着会见一个导师、一个宗师、一个医生或奇人的期待。咨询师的人格魅力会在很大程度上使来访者的态度发生改变。曾有心理学家说过,如果一个人能单独地和西格蒙德·弗洛伊德、卡尔·罗杰斯、弗里茨·皮尔斯、阿尔伯特·艾利斯,或者其他令人敬畏的大师共处一室,几个小时后出来,他就会变得不同。

我曾为一位女士提供咨询。2 年前因为患上强迫性洗涤找我咨询。她的问题非常严重,每天洗手达 50 次,洗澡时间达 1 小时。不仅自己这样做,还要求丈夫和孩子跟她一样。丈夫无法忍受,带着孩子与她分居。她非常痛苦。在我这里咨询了 3 个月左右,效果不令人满意。我写了一份翔实的咨询记录和咨询方案,帮助她转诊到上海复旦大学的季建林教授处咨询。3个月后，症状基本缓解。季教授赞同我原来的咨询方案，但二人的咨询效果显然不同。

心理咨询师都受过严格的训练，在咨询中所使用的技术、方法、原则其实差不多，但由于每个人的人格和魅力不同，咨询效果也就相差甚远。其实，咨询师做了什么并不重要，无论使用解释、面质、情感反应、角色扮演，或者使用某种理论流派。重要的是他是什么人，有什么人格魅力。如果他是一个有活力的、有灵感的、有魅力的咨询师，是一个忠诚的、可爱的、有教养的咨询师，一个智慧的、自信的、自律的咨询师，一个有清晰、开放、平静、完全准备好与一个受折磨心灵接触的态度的咨询师，凭他的果断和精神力量产生的巨大影响，自然会达到良好的咨询效果。

我一个朋友的舅舅，住在浙江永嘉的山区，是家中巫术治疗的第6代传人，已近70岁了，鹤发童颜，仙风道骨，像个神仙。他从来不学习心理学的知识，但奇怪的是，他精确地掌握了我们每天所用的治疗原理，精通许多种促进内心治疗的复杂的心理学方法。他会使用宣泄和移情、简单的催眠引导，小组治疗中凝聚力的动力、亲密和"心灵感应"技术等，还用一套复杂的仪式诱发来访者积极的安慰反应。每天有许多人从很远的地方来找他"看病""算命"。在这些人的眼里，他是一位有人格魅力和充满力量的人。他期望找他的人变得更好，来访者则相信他的治疗力量。事实也是这样，他们中的很多人竟说他能"治好病""算得准"。

当我们的生活变得不顺心时，往往会到教堂或庙宇中寻找心理的慰藉,上帝和佛祖不会告诉我们什么,但我们步出时,觉得有了帮助。多年前,我在泰国北部的清迈双龙寺旅游,当我拜在一位大德高僧面前接受他的摸顶时,心灵变得清澈空明。这都是精神和人格的影响力的作用。

第六节　做受欢迎的心理咨询师

我常常回忆一年前的一次医患联欢活动。在这次活动中,我不明白自己是不是一位受来访者欢迎的心理咨询师。一位老人对我说:"你真有耐心,一个早上都在接待咨询,也没有发脾气。"一位年轻的女性对我说:"你帮助我解决了婚姻中的障碍,现在我的丈夫懂得了如何关心我。"正当我暗自高兴的时候,一位小孩对我说:"医生,你的诊疗时间是不是可以调到双休日,因为每次去咨询,都要请假,对我的学习造成很大的麻烦"……

有人欢迎我,有人提出建议。当然,一定有人对我很不满,只是不好意思提出来。作为一个助人行业的从业者,虽然我们价值观、兴趣、经历和接受的培训不尽相同,但还是有许多受人欢迎的共性:真诚、设身处地地理解、尊重和接纳的品质(罗杰斯),共情理解和回应的能力(卡可夫),自信(杰罗姆·弗兰克 Frank)和自我实现(马斯洛)。当然,还要有以下特点:

有正确价值观。这种咨询师是受人欢迎的。我们要把这种价值观,通过与来访者良好的人际关系,有目的和系统地向他们传递,使来访者了解并接纳和吸收。当然,精神分析学派要求我们保持中立,不要向来访者透露咨询师的价值观。但心理咨询的实践告诉我们,无论我们怎样掩饰,来访者都能了解我们基本的价值观。两年前,我的一位来访者因强迫症来咨询。她的症状是强迫仪式和强迫对立思维,每天一定要骂她妈妈"去死"一次才放心。咨询一年后,当我要求她做什么时,她总会对我说:"你不用说我也知道你要我做什么。我了解你的用心。"她的猜测是对的,即使我没有向她提要求,也会按照我的方法去做。

富有爱和同情心。心理咨询师这一重要特质,让来访者愿意向我们倾诉内心的痛苦和不快,他们会视咨询师为亲人,这是打开别人心灵的金钥匙。即使有爱和同情心的父母,也不能解决他们子女的心理问题,咨询师的爱和同情心远比我们平时所说的"设身处地地理解""无条件积极关注""基本的助长因素"等老生常谈更重要。我们在咨询中传授爱和同情,只有我们的心灵更纯净和富有同情心时,我们的话语才会有打动来访者的力量。作为专业的助人者,我们的爱和同情心不仅表现在工作中,而且表现在生活中。因为爱和同情心是一致和真诚的,来访者受益于我们,我们的家庭、同事、朋友也会受益于我们。

有良好的人文精神。来访者可不是来随便聊天的。心理咨询师是一个富有知识和智慧的人,受到严格的专业及人文精神训练,在工作和实践中树立了对人生知识的强烈探究精神;心理咨询师是人性方面的专家:有敏锐、敏感、细腻的心思,有科学和艺术、模糊和抽象的思维,他的语言有打动人心的力量;为人稳重而扎实,极富耐心和自律;在咨询师身上,还能看到创造性、幽默感、工作灵活、做事踏实及为人诚恳等品质。

工作时能集中注意力。咨询师要非常愿意把注意力集中在来访者身上。通过身体姿势、眼睛接触和其他伴随的行为,我们把全部兴趣集中在来访者说的事情上。我们斟酌每个字,注意他们非语言线索的差别,某些时候甚至记录他们生活有趣的细节。我们问相关的问题,为了进一步显示我们浓厚的兴趣,不断地给来访者反馈。所有工作是如此的严谨,以至于来访者感到前所未有的感激和被人理解。

宽容而律己。无论来访者是怎样的奇怪或恶言谩骂,我们通常都得容忍。我们能关心和完全的共情,设身处地感受他人的体验。因为我们能了解她正在经历的痛苦,我们能接受其痛苦,并对其做出毫无防御的回应。我们能避开他们的愤怒,并且没有回击,抑制我们的沮丧。我们表现出爱而不是恨。我们展示沉着、透明和自律。我们克制住报复或是自我防卫的冲动。

要有灵性。在心理咨询会谈中充满崇高,充满着神秘,充满着更高的意识,充满着存在论的意义,充满着超常的状态,充满着精神、物质的同一性。以三只"心灵的眼睛"治疗:

用"肉体的眼睛"感觉外部的世界;

用"理性的眼睛"分类分析来自感觉的资料；

通过"沉思的眼睛"，我们得到超乎现实的认识。

沉思的眼睛与最具治疗性的问题尤为相关，因为所有主观的、直觉的、精神的元素均包含在内。治疗师以透过利己主义和个人权力的远见来观察人类生活。来访者不仅在有关思维、情感和行为方面受到教育，在治疗中，也使他的心变得温和宽厚，使其行为更加圣洁

第七节 做心理咨询师的动机

周先生 2004 年考取心理咨询师职业资格后，就放弃了原来从事的会计工作，专业从事家庭治疗。他的朋友们对他改变职业觉得难以理解，并说他一定有心理创伤，想通过这个职业解决自己的内心冲突。在一次督导中，周先生问我："我觉得并没有什么心理创伤，做心理咨询只是自己的理想，但别人为什么会这样认为呢？"

在咨询师中，有人确有解决自己心理问题的动机。美国专家戴维认为，人们进入咨询业常有以下动机：为他人做那些别人已经为我们做过的事情；为他人做那些我们已经为别人做过的事情；与他人共享我们自己所获得的一些启发性的东西；还有是想解决自己心理冲突的人。

作为受过专业训练的普通人，咨询师不是完美无瑕、没

有丝毫创伤的,都有带着来自过去和家庭的创伤,没有一个人的过去是完全健康的,只是平时我们没有用心去察觉。随着在咨询生涯中的经历,积累了更多的实践经验后,就会受到来访者的影响。可能他们的一个故事,甚至是一句话,会触动我们的心灵,引起我们的共鸣,使我们以某种方式去感应,去感受,去反思,甚至焦虑和失眠,使我们"记起"曾有的创伤。咨询师在面对自己过去的创伤时,学会了应对自己和别人的方法,这些方法有积极的、有效的和健康的,但有些是消极的、无效的和防御性的。不完美没有关系,正因为有创伤,才使咨询师具有接受咨询的能力。

美国心理学家谢里科米尔(Sherry Cormier)曾给希望成为咨询师的人提出以下问题:

为什么你对咨询或帮助他人的职业感兴趣?

在你进入咨询业时,你带有什么创伤或尚未解决的心事?

你以什么方式治疗这些创伤?

你注意到或者你认为,与来访者接触的工作会触动你吗?

你真的相信自己需要成为一名咨询师,或者自己就要成为一名咨询师?

你同哪个人之间还有没了结的事情?

反复或长期困扰你的问题是什么?

当你陷入冲突或被他人评价时,你如何处理?

在你成长时,你在家庭中的角色是什么?

作为一个人,你是谁?

咨询师要清楚自己的创伤,更要了解自己。当来访者向咨询师倾诉其问题时,咨询师要负起治疗这些心灵创伤的责任。否则,反而无意中让来访者为我们解决心理问题了。因为好的咨询师不仅要掌握咨询的专业知识和技巧,并且也能认识、解决自身问题。仅仅掌握了出色的技巧,也只是一个好的技师罢了。

第八节　对文化差异保持敏感

咨询师要与不同文化背景的来访者交流,但我们通常不是文化专家。文化的差异太大了,就连同一文化内部的不同亚文化,由于经济地位、教育水平和适应程度的不同,彼此也存在很大差异。比如,在浙江温州的苍南县金乡镇,东南西北四个角,有四种独特的方言,彼此的交流要用普通话。而且,博大精深的文化是以各种独特的方式体现在每一个家庭之中,再以不同的方式传递给孩子们。不论你对某一种文化有多了解,这种文化在每一个体上的体现都需要在治疗过程中不断发掘。

我曾接待过一位中年妇女,她因胃部强烈不适、恶心赶来求助。她文化程度低,普通话也说不好。我问她为什么会到心理科来。她说是消化科医师让她来的。她并不相信心理医生，只是消化科医生说她没有消化系统的疾病，检查了也没有发现问题，建议她来。我给她解释：你这个问题可能是焦虑症，伴有躯体症状，开些药吃了会缓解。她半信半疑地拿了药回去了。

两周以后，她来复诊。但她说："你的药我不敢吃，我又不是有心理病。我是回去看了巫师，师父给我喝了3天的佛水，就好了很多。今天来是因为你让我来复诊，我和你说下，不要再给我吃心理的药了。"

世上的知识太多了，我们不可能全都掌握。虽然我一直强调，咨询师的知识要博广。但我们一定要对文化差异保持敏感，并且意识到文化对个案的处理和诊治有潜在的影响。许多来访者长期潜浸在独特的文化中，如果我们不了解和尊重，肯定解决不了问题。

了解和掌握文化的差异不应被缩减成周末培训班上介绍的那一套陈词滥调，最好的方法是与来自不同文化的人交流，这才是了解自己无知的绝好机会。每位来访者都有我们需要的知识库。放空自己，采取不知为不知的态度：

> 承认我们对某些文化有臆测和偏见；
> 把这些臆测和偏见列举出来，开诚布公地讨论；
> 敢于承认自己的无知，并且决定了解不同的文化；
> 以来访者为师，让他们讲解自己的文化及故事；
> 与咨询师或者来自该文化的其他人探讨，从而全面

地了解来访者的看法；

评价自己的诊断、治疗计划和对个案的处置是否适合来访者的文化背景。

当然，有些咨询师知道某些来访者坚持自己的文化特点，对咨询结果有不良影响，但是担心犯"政治错误"，让我们不敢随意谈论敏感的文化问题。因为我们害怕说错话会冒犯别人，引起不必要的麻烦。事实上这种担忧可能给咨询造成不好的结果。因为，不敢交流和讨论，把想法和情感保留在我们的潜意识当中，会把文化隔阂带入咨询关系。

不要把文化差异同精神疾病混为一谈。有着不同宗教信仰和不同文化背景的来访者，他们有些问题可能听起来不正常，例如他们相信超自然的力量或者相信鬼神。民间有些人相信通过巫师，可以与过世的亲人取得联系。这些人可能被咨询师误以为有精神错乱。

同样，内心挣扎和情绪困扰与精神疾病是没有文化界限的。不论属于哪种文化、哪种民族、哪种宗教，他们都会深受情绪困扰。别人的困扰只不过看起来或者听起来与我们所熟悉的困扰有点差异罢了。

第九节　生活经历造就工作特色

心理咨询这一职业存在一种"距离感"。刚刚进入心理咨询行业的咨询师，不仅将自己与家人、朋友的交流与咨询谈话分离开来，也把专业社团活动和家庭生活分离开来。但事实上，许多咨询师自身的生活经历，如个人因素、文化传承或父母价值观的影响等，超过任何专业人士、权威对他们的影响。

许多咨询师似乎都有解决个人冲突的强烈愿望，相信帮助、解决他人的问题，有助于解决自身的问题，希望将个人的生活和职业完美融合和统一。

传统且保守的咨询师认为，将个人生活和职业混为一谈，不仅影响到生活方式、情绪稳定性和价值观，也会影响他的咨询风格。但在实际的工作中，我们会发现，咨询工作存在着不同程度的不一致和不确定性，受很多因素的影响，如当时我们的情绪状况、最近生活中发生的事情、最近做过或思考过的事情，以及将要做的事情等。

咨询师的生活经历会影响其治疗工作，这一点早已广为人知，我也深有体会。我在一个陌生的地下停车场里，试图把车开出来，我百般努力：前进、倒退、右转、左转、再倒退、前进，足足花了 15 分钟，终于把车开了出来。一位年轻的公务员向我倾诉说：他在单位工作了好几年，总得不到提拔，心中苦闷，不知如何化解。这种案例是以前我常常遇到的，但这次，我却把那天开车的经历总结后对他说："一个人的发展，就像开车。你一味地想前进，可能进入死胡同；如果我们能学会暂时地后退、转换方向，反而会发展出一片天……"这种比喻性治疗来源于心理咨询师的日常生活。由于我们的职业和生活相互重叠，无论是无意还是刻意，生活中的事件一定会影响咨询师的咨询工作，可能产生新的咨询手段。

一些咨询师喜欢用那些固定的、已被证实的原则和干预手段，处理不同来访者的具体问题：经过认同阶段、解决移情冲突、讨论非理性信念等，觉得来访者总会有所进步。许多著名的咨询师认为，咨询方法的可靠性是这一领域最重要的问题。

心理咨询显然是一项"人助人"的事业，受各种各样偶然的和个人因素的影响。我们当然最好能以稳定的心态对待来访者。但咨询师毕竟是一个生活在现实中的人，会受到各种突发事件的影响，可能存在偏见，可能犯错误，也可能歪曲现实。尽管受过最好的教育、培训、督导，做过研究和自我分析，但他很难做到来访者所希望的那样：不暴露身份，情绪十分稳定，中立，无所不知且富于接纳性和创造性。

生活经历对咨询师工作的影响不一定会马上显现出来，咨询师也感到自己是停留在某一处，重复处理着同样的心理问题。但是，我在督导中发现了二者的关联：心理咨询师陈君从小失去母爱，他的咨询风格侧重亲子关系的重建，这正是他一直渴望的；吴君的弟弟有精神障碍，他的咨询重点主要针对有严重心理问题的来访者；诸葛君在年轻时有过一段不幸福的婚姻，现在他正是一位出色的婚姻咨询师，许多男士经过他的启发，走出了婚姻的迷局。

生活经历越丰富，咨询师的风格也就越有特色。

第十节　咨询师的包装与掩饰

咨询师营造神秘而又全能的氛围，不是为了欺骗，而是为了增加影响力。当走进当地非常有名的一位咨询师的工作室时，我惊呆了。在办公室的墙上，挂满了各种熠熠生辉证书：国家执业心理咨询师、国际催眠大师、家庭治疗师、灵性治疗大师等十多个；在办公桌上，放大了几张与国内大师的合影，还有一位是与外国大师的合影。老外满脸络腮胡，颇有弗洛伊德的风范。与我一起去的几位咨询师大为不解，一位还偷偷地问我："5 年前，他还与我们一起听您的咨询师课程，今年的架势怎比老师还厉害？"

其实，刚进入这个行业的咨询师这样做是可以理解的，拥有更多的文凭、奖状、证书，可以让人知道我们会做什么。书架上的藏书和办公室专业化的氛围，可以向人表明我们是专业人员。在这种氛围里，来访者心神不定地进来，心态平和地离开。看来这样做是有道理的。

咨询师的自我伪装还表现在其他方方面面。在教学或授课中，总忘不了引用弗洛伊德、贝克、埃里克森、罗杰斯、艾利斯或者其他大师的文章和诗句。在咨询和治疗时，严格按照心理咨询师的行业标准自我表现：积极地倾听，专注地凝视，发出哼哈声，恰到好处地微笑，做出有魅力动作，行为举止得体。在团体咨询中，知道怎样提出有智慧的问题，保持与成员交流的流畅，不时地说些有哲理的语言等。在别人眼中，我们就像智者，无所不能。

但是，在实际的心理咨询中，咨询师面对不同的来访者，自始至终都感到困惑、不确定、犹豫不决。我认识一位从事心理咨询近10年的咨询师，他曾不止一次地对我说过，在同行眼中，在来访者的心目里，他是一位有能力和让人信任的咨询师。但是，他每天上班时，总感到忧心忡忡，不知道自己今天会遇见什么样的来访者？原来的来访者是不是有什么新问题？他说自己就曾经在来访者面前出过洋相。有一位来自福州的男性来访者，31岁，十多年了，总是认为自己被人扔进过公厕，自己的衣服被班级上的某个同学剥光过，自己的工资被岳母领走等。每当想起这些事，就有强烈的报复心理。除了这些问题，在其他事情上相对正常。陪同的家人告诉咨询师："其实这些问题都是虚构的，但他就是坚信发生过。我们曾在福建看过几个医师，没有效果，后来在某媒体上看到过介绍您的文章，也打听了，您的能力很出众，所以慕名来看您。"这位咨询师知道，这位来访者应该去精神科就诊。看到他们千里迢迢从福建来到浙江咨询，却被"高明"的自己拒绝，心中真不是滋味。

咨询师有时不得不掩饰自己的某些不当行为，比如打哈欠。有时候一个案例咨询下来，显得很疲惫，可能会哈欠连连。咨询师要看起来注意力集中。内心起伏不平，仍要保持点头、皱眉头、哼哈地回应。如果没有听到来访者刚刚的话，咨询师可以问："关于这个问题你已经讲了很多。不知道你是否可以把你认为最重要的事情概括一下？"以避免尴尬。

当来访者提出的问题具有挑战性的时候，我们可能会故意做出神秘的姿势，停顿一会，直到我们能给出一个满意的回应。人都会犯错误，但是咨询师的影响并不因为过失就完全被破坏。例如，我们的解释没有达到目的，就用一系列的防御手段来掩饰失误。如果来访者因此而失去信心，我们就解释说这是一种自相矛盾的手段，是为了引发对这种矛盾的反应而特别设计的等。

有些时候，来访者不明白我们刚才说的某些事情，或者我们不明白来访者所说的事情，绝对的经验法是：默默地坐着不说话。来访者感到有责任让治疗继续下去，就会说某些情感的事情或者容易理解的事情。

这些把戏对于提高治疗师的形象和影响力是必要的，但是牺牲了人际交往中至关重要的诚实、人性和风度。人们依赖我们，不仅因为我们的专业能力，而且因为我们独特的人格魅力。我们微笑、大笑、爱和给予的方式，我们眨眼睛的方式，像微妙的干预一样会影响来访者。

作为咨询师，自我伪装只是为了通过传播信心，在来访者心中建立希望，开发动力。完全说真话能使咨询师更有道德。但不顾对来访者有利还是不利的真话或许就不道德了。为了保护来访者，策略性的欺骗和伪装应有其一席之地。无论我们怎样合理化伪装的必要性，一定不要在伪装中使我们变得妄自尊大，失去了真正的自我。

02

第二章

理想的咨询师模式

第一节　平衡密切的关系

　　林先生成为国家二级咨询师有 4 年之久。在近半年的督导中,他总是向我说起,自己给来访者的时间越来越超过生活中的其他人,甚至超过家人和朋友;对来访者的了解也比朋友更多,聊的话题更有意义,关系更加密切。这段时间里,当有朋友、同事,或者同学约他一起去打牌、郊游时,总会找理由推辞,不是说自己在外地,便说家中来了亲戚。但当来访者提出抽点时间陪他们聊聊,又好像总能挤出时间来。这种现象已经影响到他的个人的生活,他的朋友和家人都觉得他在工作中投入太多,对家人和朋友态度冷漠。在督导中,他希望我能帮助他平衡生活和工作中的人际关系。

　　职业咨询师工作时间越长,越会有职业的倾向,那就是与来访者的关系更加密切。这种密切的关系在工作中是必要的。这使来访者产生信任感和舒适感，感到被理解和重视。来访者也明白，真正的密切的关系实际上是可能的，以关心和尊重为基础的人际关系是值得拥有的。咨询师在体会到舒适感、成功感的同时，更要处理好工作与生活的关系。

的确，由于职业特点，心理咨询师对来访者的了解比对朋友的了解还多，因为我们每周都要与来访者进行深入的交谈，我们用在来访者身上的时间也远远超过用在生活中的其他人身上的，这种交谈亲密的确富有意义。美国临床心理学家科特勒（A. Kottler）也这样描述心理咨询师与来访者之间的密切关系：与来访者只谈重要的并且是个人的事情；交流时专心致志，不许自己被打扰而分散注意力；当感到来访者不太诚实时仍然要面对他，并约好下一次咨询时间。可是，我还真想不起到底安排了几次这种密切而富有意义的与家人或朋友的定期交流。

这种不平衡的密切感会影响到咨询师的个人生活，使他与亲人或朋友的关系疏远。因为心理咨询中，咨询师与来访者有密切的接触，彼此之间均感到相互吸引。不管咨询师有多么牢固的防御心理，都会不可避免地出现厚此薄彼的结果。林咨询师向我诉说，自己与来访者能保持良好的咨访关系，是来访者心目中的好咨询师，但与家人的关系越来越紧张，朋友也逐渐不与他来往。

咨询师平衡这种密切关系的最好方法就是建立阻抗和防御心理。咨询师的个人生活肯定有许多不如意的地方：没有足够的朋友，没有山盟海誓的爱情，与朋友或同事闹了矛盾,或者人际关系淡漠。这些问题与来访者每天所要咨询的问题一模一样。要学会真诚地自我暴露,用解决来访者的态度去解决自身存在的问题。一位咨询师说得好:"我以前的家庭关系一团糟,不与朋友接触,害怕他们取笑我。我用心理咨询的方法处理这些问题,现在,我的个人生活和工作平衡得很好。成为心理咨询师真的挽救了我的生活。"

第二节 容纳不同的价值观

陈咨询师是位保守和传统的人,她从小就受到比较严格的家庭教育,所以她对婚外恋和同性恋者总是持批评或不屑一顾的态度。所以,她应对婚姻障碍的咨询和性取向问题的咨询总是不那么成功。在一次心理督导中,她对我说:"我知道在心理咨询中应保持价值观中立的态度,但是一到工作中,总是把自己的价值观强加给来访者,总认为自己的价值观优于他们,对他们表达出来的价值观和需求视而不见、听而不闻。我知道不对,但不知如何去解决这个问题。"

陈咨询师的关于价值观的问题极有代表性。价值观一直是咨询师高度珍视、看重或喜欢的事物。价值观是咨询师对某些事物以及所偏好行为的情感和态度,一个人的行为频度和惯性会表明其价值观。在心理咨询中,咨询师和来访者都有自己的价值观。因此,双方的价值观始终渗透于每一个互动关系中。保持价值观中立,是对心理咨询师的要求,但是实际上是很难做到的。因为在任何人际关系，包括心理咨询的咨患关系中，价值观都会直接或间接地在相互影响。如咨询师会通过关注事务或通过非语言线索，表示赞同或反对倾向，而影响来访者的价值观。比如，在心理咨询中，咨询师总是坚持认为外向的人容易自我治愈抑郁症，则来访者大多也会这样认为。有时，来访者为了得到咨询师的赞同，会做出取悦咨询师的行为，而放弃自己的价值观。

不是咨询师所有的价值观都会对咨询过程和结果产生不利的影响。比如，咨询师对音乐的欣赏技巧对不懂音乐的来访者有很多的好处。所以，一些中性的、技术性的价值观对咨询结果有帮助。但是，一些与道德伦理、生活方式、角色充当、人际关系等相关的价值观，如果在咨询中处理不当，则肯定对来访者产生极大的负面影响。

所以，咨询师首先应培养出接纳不同文化价值观和生活方式的来访者的能力，这种能力的取得与咨询师的成长和经历有关，如家庭、宗教、文化、伦理及地理位置。咨询师的后天培训是十分重要的。

其次，要扩大容纳限度，要接受那些信仰、价值观、生活方式和行为都与自己不同的来访者。接受并不是咨询师要放弃自己的价值观，相反，要坦诚地承认自己与来访者对一些问题的看法是不同的。但要表明会理解和支持他们的权力。比如，反对同性恋，也表明会与同性恋发生争执，但会尊重他们的行为。这点尤为重要。

需要指出的是，咨询师也要尊重自己的价值观。如果咨询师与来访者的价值观存在无法调和的冲突,咨询师已不能维护和尊重自己和来访者的利益,那么,把来访者转介给别的咨询师是非常必要的。

第三节　不急于定位理论体系

咨询师交谈的时候,大家都想相互了解学习的课程。这些课程也是初入职业者最迫切想掌握的。我和大家一样,第一个愿望肯定也是师从某个超凡的大师,或者研修某一种特别的疗法。弗洛伊德、艾利斯、贝克、罗杰斯这些心理学界大腕的理论体系是如此缜密地解剖心灵,吸引咨询师谦卑地追随他们,迫切希望找到一种可以信仰的理论体系。

我在早期为没有好的理论深感迷茫,不断追随不同大师的理论,渴望找到真理。比如,看到团体治疗组成员在咨询师的诱导下,哭成一团,我就想学;看到台上的催眠师瞬间让人进入催眠状态,并按催眠师的要求做出各种匪夷所思的行为,非常想学到这门有趣的技术;看到记忆大师通过某种神秘的心理暗示,使人在短时间内掌握成百上千的英语单词,觉得要破解这种"芝麻开门的密语"。

理论体系可以给我们信心和力量,但也会给我们的学识和眼界设定框框。心理咨询师常常回答的是人类的行为、情感和人际关系等问题,这些却是错综复杂的,给咨询师带来困惑和不确定性。正是这种不确定性,让我们感到焦虑,于是我们就去寻求快捷而明确的解答。

我曾在上海参加德国教授 N·佩塞施基安的培训,他是积极心理学的倡导者之一。他给我们分享了一个案例。这个案例他整整讲了一个上午,还是没有做出明确诊断,而要在下午继续分析。其实,我在他讲课的前 15 分钟,就得出诊断了。越听到后面,更坚信我的诊断八九不离十。整个课上一直觉得老师没事找事。我边上的几个咨询师也有同感。但事实证明,我的诊断是错的。

为什么会出现这种现象?这位德国老师分析:这种情况特别容易发生在刚入行而没有经验可循的时候,经常过早停止询问那些诊断、解释和治疗策略方面的问题。研究表明,如果有一个小时诊断的话,咨询师会倾向于在最初几分钟给出诊断结果,然后,选择性地搜集信息来支持他们最初的诊断。执着于某一种快速得出的诊断,就相当于拜倒在某一种疗法的理论脚下。

有经验的咨询师告诉我们:越感到忐忑,就越容易把各种体验纳入新的治疗模式。问问你自己:我对某种理论或技术的崇尚是否反映了我自己内心的挣扎?选择这种理论流派是合理的吗?对于坐在对面的那个人真的有帮助吗?

在创立精神分析之前,弗洛伊德是一名催眠治疗的狂热追随者,但最后放弃了催眠,转而研究精神分析,从而奠定了现代心理治疗理论。选择一条理论并且追随下去,是需要勇气的,实践之后选取不同的途径更需要勇气。老鼠和人有一种差异:如果把食物从老鼠期望存放的地方拿开,老鼠就会到别的地方去寻找；而人会在同一个地方一直找下去，因为我们认为食物应该在那个地方。其实这种信条常常是错误的。

心理咨询师渴望在短时间内为来访者解决痛苦，不自主地选择简单的答案。这虽然可以满足我们迫切的心情，却常常带有局限性。人是多么复杂的生物！咨询师一定要对选择的理论保持开放的心态。

第四节　不当救世者

我刚成为心理医生不久，广播电台邀请我作专家，与主播一起主持一档节目。节目的名称很高雅——《心路历程》。广播听众是大学生、打工者、司机等，他们没有太多的娱乐活动，听广播是最常见的形式之一。在节目里，我接听了那么多有心理问题的听众的直拨电话，觉得自己什么都懂，总是高谈阔论，指点迷津，俨然一副人生导师的样子。对听到的任何心理问题，觉得他们没找我咨询是一件不可思议的事。直到有一天，一位听众大概忍无可忍，打进直拨电话说："你怎么回答所有人的心理问题都是这么几句话？"我才惊醒过来，原来我高估自己"人生导师"的身份了。

在工作中，我渐渐地认识到自己只是一位心理医生，与其他职业没什么不同。当来访者第一次走进咨询室时，我不可能立刻知道能否为他们提供帮助，因为有的来访者就是不适合我。有的来访者多年来找过多个咨询师,最终我解决了他的问题。他感谢我提供了别处得不到的帮助。但我知道,他咨询过的每个咨询师都对他的成长和康复起到了一定的作用。当然,我也接待过一些来访者,他们最终在别的咨询师那里取得主要的治疗效果。这不会给我带来失败感,因为看起来不成功的治疗,可能为患者以后在别的地方得到成功的治疗打下了基础。

我曾做过一个梦,我坐在舞台中央,我的前面有好几个人围着我说话,我眯着眼,微笑着认真倾听;等他们把话说完,再发表我的看法。这时,从舞台正上方传来合唱的声音,一束光照在我的头顶,我觉得自己站了起来,像人生导师,正想说出某些深刻意义的话,梦就醒了。

我给自己的梦做了分析:我把心理医生的角色同人生导师联系了起来。我把自己的工作看作在拯救来访者,手段就是说出天使般的话,做出神仙般的事,达到魔术师般的结果。我明白梦背后的意义,就是我在自找失败。我不过是个凡人,怎能创造出神话般的功效?那种梦境反映出我的潜意识吸收了成功大师卡耐基、希尔等魔幻般的书籍的内容。

我们作为心理医生来学习心理咨询,不少人带着潜意识中想完成的任务,就是寻找自我,保持安宁,或者拯救家人。当听到别人说我们是很好的倾听者,善于调解家庭纠纷,或者善于调节亲友的情绪时,我们会很开心。说明我们潜意识中的任务被辨认、被理解并被融入与患者的接触中。这会帮助我们把心理咨询工作做得更好。心理医生要明白,要接纳当事人,首先要学会接纳自己。这可能是最大的挑战。

第五节　做优秀的咨询师

在大众眼里,咨询师应该是人生导师,完美无瑕。但事实上,咨询师却不可避免地会犯很多错误,这已经是不争的事实。一个好的咨询师真正能掌控的就是怎样纠正这些错误,并把它变得对来访者有利。其实,大多错误并不会终结心理咨询关系,而是会成为咨询进程的一部分。

但是,很多咨询师在面对错误时,本能反应是采取防御姿态、不知所措,或者试图找出对方的错误。这种反应是人之常情,难以摆脱。但咨询师时刻要提醒自己:我并非不能犯错误,我是帮助当事人朝着心理健康的方向前进。与不犯错误相比,更重要的是关心、共情和热忱。

我曾接待过一对年轻人,她们恋爱 6 年。女方家催男方安排结婚,男方说,现在没有婚房,2 年后拿到安置房再结婚。女方家说女的年纪大了等不及,建议在女方家的房子里办婚礼。男方不同意,说等生了孩子以后再结婚。就这样争执不下,他们在各自的父母陪同下来心理咨询。厘清这一家子的情感纠葛,真是一件伤脑筋的事情,觉得像在观看肥皂剧。进行了三次家庭咨询,我对他们那些鸡毛蒜皮的争执越来越失去耐心,表现得越来越"权威"。我知道这样做没有用,但仍然用无益的方式来干预他们。

在一次咨询之后,男方说,我的工作方式让他感到不舒服,似乎我对他家有成见,我应该考虑下自己是否持中立态度。我很恼火他竟然这样评价我。当然,我也意识到我确实对他们家很恼火。我其实是为女方抱不平。我想,如果我的女儿未来的男友是这样,我一定会坚决反对他们在一起。

发现自己的潜意识和逆移情又一次影响到我的工作时,不禁摇了摇头。我花了许多时间来思考,该如何从女儿的父亲的角色转换到咨询师的角色,重新找回咨询师的感觉。如果我们犯错,须尽早采取以下行动:

> 人非圣贤,孰能无过。
> 认真倾听,尽可能不要采用防御性的姿态。
> 当来访者感到我们犯了错误时,我们要从中有所领悟。
> 从来访者的背景出发来理解他们对我们的感受。
> 检查我们自己是否发生了逆移情。
> 要问自己:"我的来访者在哪些方面是对的?"
> 如果我们的言行已经对来访者造成了负面影响,要真诚地道歉。

有时咨询师本没有过错,但来访者偶尔会对其某些言行产生强烈的情绪反应。在这种情况下,咨询师通常会即刻产生防御反应。但是,我们要加以控制,尽量弄清楚来访者是怎样感受和理解我们那些言行的。如果不能控制自己的防卫心理,就可能错误地与来访者争辩以维护自己的立场。这是违背心理咨询原则的。在心理咨询关系中,要考虑的应该是来访者的需要而非咨询师的情绪。是这种咨询关系让我们有机会展示自己的技能、智慧和同情。咨询师跟来访者发生争执是极大的失败,该静下心来反省自己的工作方法。

在受到攻击的时候心理防御让我们变得更倔强。咨访双方都是一样的。优秀的咨询师会尊重来访者的防御反应,因为这些防御反应曾经帮助他们渡过难关,使他们有勇气、有力量从困难中挺过来。只有来访者感到咨询师理解他们那些防御反应,才愿意尝试咨询师所建议的不同的应对方式。不要固执地让来访者接受咨询师的安排,不要强求他们用咨询师的视角看问题。放下自己的观念、解释和建议,去关注来访者需要咨询师关注的那些事实。我们越是推行自己的方案,来访者就越是抵触。

第六节　医者先医己

很多朋友与来访者对我说:你做心理咨询师,内心一定很强大,因为你总是与有心理问题的人打交道,倾听别人的痛苦心声,承受无数的心灵垃圾。而且每天以最大的热情与爱心投入工作,你是怎么做到的?

这是一个秘密,我从督导及自我成长历程中,得出的结论便是:心理咨询师的成长之路是曲折的。一位咨询师在督导中对我说:"这么多年来,我遇到过很多必须面对的内心冲突,其数量之多、程度之深,让我自己都吃惊。比如,我接待过一些让我感到嫉妒的来访者,他们拥有美丽的妻子、可爱的孩子、豪华的房子和成功的事业。有些来访者的心态比我还健康。遇到这类人的时候,我有时会觉得自己相形见绌,有时还会觉得很迷茫。这类来访者可能让我们感到自己不完美,从而引发内心的冲突。"

在实践中,不得不承认,很多咨询师有着自己的心理困境,这可能是他们从事这一领域的初始原因。当然,他们自己可能没意识到这一点。

我早年曾创立过市级心理卫生协会,并担任首届会长。在考虑协会的领导架构时,一些优秀的心理咨询师为此发生过激烈的争吵。在协商会中,一位候选专家对其他人大声尖叫,听起来很像刚发作的病人在被注射镇静剂之前的胡言乱语。

一位从事人际关系治疗的咨询师,在一家直销机构担任企业心理咨询师,主要从事人际交往能力的团体心理咨询。他工作非常出色,员工经他的培训,业绩都大有提升。但我知道,在他上高中的时候,就因为内向、社交困难找我咨询,共经过了 12 次的系统心理咨询。他完成咨询后曾对我说:我要成为咨询师,这职业太有意义了。

很多心理咨询师会集中注意力来帮助别人,这样可以隐藏自己的问题,自我感觉就很好。但在没有工作时,很容易沉浸于观察自己的内心体验而变得焦虑伤感。有些咨询师一直忙于工作,就可能是一种对冲行为。我多年来为此感到困惑和灰心,思考为什么我们不能把自己的问题放在一边而只做自己的工作。但是,我知道这种想法行不通。从事心理咨询的工作者,无论是求助者还是助人者,都需要得到帮助、支持和治疗。如果只帮助那些求助者,而不帮助这些助人者,最终必然失败。

至少有一半的时间和精力应该用来探讨我们自己的问题。每位咨询师需要自医和他医,也会使自己的能力得以提高。无论处在什么学术水平,都要学会更加诚实地看待自己也需要得到帮助这一事实。咨询师之间的互帮互助,所花的时间与精力不是浪费,而是对所有患者的重要奉献。

第七节　拥有爱与同情心

即使在价值观、兴趣、经历和培训方面都不尽相同,心理咨询师大多数有类似的特征。比如,罗杰斯强调了真诚、开放和接纳的品质;卡克赫夫指出共情理解和回应的能力;弗兰克感到自信是治疗师说服力的关键因素;马斯洛则认为努力寻求自我实现才是关键的特质。

心理咨询师这些重要特质,让来访者愿意向我们倾诉内心的痛苦和不快,他们会视咨询师为亲人。这是人类打开别人心灵的金钥匙,尽管有爱和同情心的父母仍不能解决子女的心理问题,但这远比我们平时所说的"设身处地地理解""无条件积极关注""基本的助长因素"等老生常谈更重要。我们在咨询中传授爱和同情。只有我们的心灵更纯净和富有同情心,我们的话语才会有打动来访者的力量。作为专业的助人者,我们的爱和同情心不仅要表现在工作中,而且应表现在生活中。因为爱和同情心是一致和真诚的,来访者受益于我们,我们的家庭、同事、朋友也会受益于我们。

我一直钦佩一位咨询师,她是我们社区的专职职工,对社区的工作很热心。邻里有什么事,都喜欢找她聊聊。她尽量帮助别人,但能力和权力有限,很多问题基本得不到解决。但别人都认为她是个值得信赖的人。她在 2008 年接受了我的辅导,考取了三级心理咨询师,但再也没考到二级心理咨询师。一位居民由于生意失败,跑到小区顶楼要寻短见,我们把这人劝下来后,由我和她给这位居民做心理危机的干预。但很遗憾,我虽然是她的"老师",却没有被这位居民接纳。而她在辅导工作中真诚倾听,并带着深深的爱意与同情心,赢得了这位居民的信任。

理想的咨询师要使自己显得有吸引力、有影响力。我们同时在两个层面上交流。首先,要有准确的解释、本质的真诚、合适的比喻。其次,在更微妙的潜意识层面,让来访者也能感受到我们的风格。

咨询师的影响力要表现在非言语行为中。我们说话的方式和所说的内容同样传递了信任和良好的期望。在咨询中要传授友好、诚实和信任，这些品质是无法装出来的。当然这不是说咨询师的欺骗从不奏效，有些还是有效果的。

作为专业的帮助者，我们的任务是具有更多人格影响力并对人充满爱。我们不仅应该在工作中而且在生活中表现出爱。如果我们是一致和真诚的，那么我们的家庭、同事、朋友，甚至陌生人也会受益于我们。

第八节　心理咨询师要有艺术、把戏

在大多人眼中，咨询师总是充满着神秘感：他们的目光犀利，能看穿别人的内心；思维敏捷，语言能轻易打动人心；举手投足之间就能解决心理问题。他们认为咨询师肯定有一种超能力。否则，一个听不进任何话的人，怎会把咨询师的建议视为"金科玉律"呢？

一位具有 20 年经验的、卓越而又成功的心理咨询专家告诉我："我总会对来访者说，以我这么多年的经验，无论遇到什么问题，我都能处理。但实际上我不知道自己能还是不能。我对自己也对来访者谎称：我感到有信心从事这一职业。事实上，每次我见新的病人，都非常紧张。心里一直想：我能真正了解患者吗？我会出洋相吗？我的判断会不会有严重的错误？即使我认为自己不能，我也对自己和来访者说：我能帮助你。"

一位 14 岁左右的男孩被父母骗过来做心理咨询。他明白上当了,立刻跳进电梯要回家。家人怒惊交加,边哄边吓,希望他能接受咨询。男孩受到惊吓,坐在电梯里,不理会上上下下的其他人,只管歇斯底里地大声哭喊,父母尴尬地站在身边,不知所措。我看到后,让他父母出去,单独与男孩在电梯里交流。10 分钟后,男孩破涕为笑,跟着我进入了咨询室。他父母事后问我用了什么方法,我故作神秘地笑而不答。其实我只是对男孩说:"你父母骗你来是不对的,到咨询室来,喝点牛奶就回去吧!"

这只是心理咨询师的艺术、把戏,在咨询中或者其他场合,故意营造神秘而又全能的形象。这不是为了欺骗人,而是增加咨询师对来访者的影响力,使咨询达到更佳的效果。这点在催眠治疗中表现得尤为明显。催眠的动作就那么几个,就是为了这几个动作,催眠师要花许多的时间和举行多种仪式来增加神秘感,达到更好的心理暗示。咨询师不会泄露这些艺术和把戏,也不会让咨询效果打折扣。巫师和魔术师也精于此道,他们更有一套特别的技术。

一些咨询师常有意无意地引用弗洛伊德、埃里克森、罗杰斯、艾利斯或者其他大师的文章和诗句;凝视、哼哈应答、发出有魅力的微笑,并且举止得体;知道怎样问有智慧的问题,保持交谈的流畅,并且时而说某些相当智慧的话语;甚至有时会告诉固执的来访者,认为他的问题是什么,以及他需要做什么事情会更好等。

告诉来访者我们能帮助他们,无疑是对的,尽管事实上并不一定如此。良好的期望主要是在治疗师的自信和治疗过程建立起来的。尽管有虚夸自己的嫌疑，但我们通过信心的传播，在来访者心中建立希望和动力。如果没有解释好或者判断错误，我们很快就会失去来访者。换言之，为了让咨询达到一定的效果，来访者需要相信这些保证。任何理智的医生都不会流露出不确定感，因为患者需要相信他们的医生。想象一下，在治疗中，你无意中听到医生说"哎哟，完了"，你的感受如何？如果没有信任，可能就没有魔力了。

来访者觉得咨询师的指导总是正确的，但其实人人都会有过失，尤其当来访者提出有挑战性的问题时，咨询师就有可能失误。咨询师希望来访者跟随其引导。但实际上，在咨询会谈中，有时候咨询师从始至终都感到十分困惑、不确定、犹豫不决和笨拙。

咨询师这些"把戏"，我称之为艺术性和科学性结合的"把戏"。无论是在医学治疗还是心理治疗中，某些谎话可能是必须的。不论是故意的还是无意的，对来访者说谎都是不道德的，因为它鼓励欺骗和诡诈。但完全说真话虽然能使咨询师自保清白，但不顾对来访者有利还是不利的真话或许也是不道德的。在来访者还没有准备好去面对某些实际情况时，只用传统的方法难以消除来访者顽固的不良模式，而采用自相矛盾的干预办法是为了保护来访者，策略性的欺骗有其一席之地。虽然它在推动治疗进程上可能是非常有效的策略，但通常不是首选。虽然我们可以合理化谎言的必要性,夸大我们的力量和信心,但是适度的小心、谦虚和不确定性是非常有帮助的。更可贵的是咨询师特有的人格魅力,爱和给予,这些才是真正的咨询艺术。

第九节　使来访者产生积极的心理暗示

我接待的来访者很多人都已经求助过精神科医生、中医师、理疗师、教师。有些还求助过神职人员,如道士、和尚、神父、尼姑等。求助这些人时,他们都说只要配合他们的方案,一定会有积极的改变。并不是这些人在吹牛,其实,无论是道士、和尚、尼姑、巫婆、理疗师、治疗师、医师、教师,他们都相信自己对求助者有治疗和促进改变的能力。因为他们有积极的信念,最终产生积极的暗示,这点对双方非常重要,这会产生积极的心理效果。以下这些可以起积极的心理暗示:

咨询师的服饰;
咨询室的设置;
不同寻常的咨询方法;
咨询师咨询的风格;
当时咨询环境诱发的情绪。

在我们的社会里,文凭、书籍、皮椅和气派的衣服能完全满足来访者对于好的咨询师的期望。

一位跟我学习和督导过的咨询师，深谙如何产生积极暗示的方法。他给自己取了个很有儒家风格的名字，穿民国知识分子的服饰。咨询室里充满禅意、焚香和古琴背景音乐，书架上摆着与名家咨询师的合影，及各种培训证书……

来访者往往对咨询师是信任的，把我们看作诚实和智慧的长者、治疗的专家。所以，学会支持性的心理咨询技术是很必要的，无论是鼓励宣泄、自我控制，还是自我挑战；无论用解释的干预、反映，还是目标设定；无论集中在思想、感觉，还是行为所引发的内省和行动。这些技术产生的直接咨询效果和积极的心理暗示对来访者都有很大帮助。

咨询师真诚和自信的态度也会产生积极的心理暗示。不要把咨询技术作为避免与来访者亲密接近的屏障，这会阻碍治疗。咨询师越感到不自信，越可能把自己藏在技术的背后。相反，不教条地追求技术，而是用真诚和充满自信的态度考虑来访者最大的利益，很多来访者会奇迹般地好转。

常遇到来访者跟我说："我是某人介绍过来的，他向你咨询一次就全好了。你太厉害了。"我常常怀疑来访者是哄我开心的，因为我有时想不起治疗过某个来访者。但心理咨询中的确有这一种神秘的现象，有时候来访者好转了，而我们不知道为什么。

事实上，我们与来访者建立一定的联系后，某些奇妙的、神奇的事情确实发生了。我们把它当成魔术般的奇迹,欣然接受工作的成果。其实这是积极暗示的力量,这力量不只属于咨询师,其他如医生、教师、律师,甚至理发师、出租车驾驶员和酒吧侍者,都提供某种暗示,因为这有助于他们与来访者的联系。这种治疗关系已不只是宣泄:人类有强烈的渴望让他人理解自己,只是时常不能被满足罢了。

第十节　解码来访者的阻抗

阻抗是心理咨询案例中必定会出现的现象,而处理并解决来访者的阻抗,是心理咨询的关键技术。大多来访者的核心问题就隐藏于他们带进咨询关系的阻抗之中。随着咨询的展开,我们要逐渐懂得怎样解码嵌入阻抗的重要信息。阻抗一般有两种形式:内容阻抗与过程阻抗。

那么,咨询师如何发现来访者的内容阻抗呢? 一般是从求助者的谈话内容来辨别阻抗。在咨询中,求助者谈及某些话题时出现情绪的变化,如交谈中断或者出现强烈的情绪,常常是"这里有问题"的最初信号。一位高中住校生来访者告诉我,他在家里情绪低落,感觉不到快乐,常常对自己的父亲发脾气。而在学校里,他反而感觉放松。当我问及是否会对母亲发脾气? 他突然沉默了,这就是内容阻抗。后来得知,他的母亲两年前去世了,他父亲再婚,来访者难以接受现在家庭的状况。

过程阻抗嵌入在个性和应对方式中，也嵌入在成长过程所形成的防御方式中。过程阻抗一般出现在预约咨询时间或者收受咨询费用的时候，如求助者爽约或者提前结束疗程。求助者有时还会表演自己的阻抗，以讨论爽约与咨询费的问题。有一位来访者，刚开始咨询的那段时间里，每次都要让咨询机构给咨询费打折，约好咨询时间又常常迟到；在咨询中总抱怨说，越咨询问题越严重。我们建议换个咨询师，他又不愿意。

许多来访者的阻抗与对心理咨询的误解有关。有来访者对我说，来心理咨询怕别人说自己有精神疾病，也怕医生诊断自己有精神疾病。如果在咨询中，发现来访者表现出过分的热情，咨询师要考虑到这是一种"练习好"的阻抗，目的是让咨询师觉得自己没有"疯"。一位 29 岁的女来访者，父母说，孩子会自己发笑，认为公安机关在监控自己等。而与本人交流，她说自己没有什么问题，并与我讨论起自己能不能学习心理咨询。

这些来访者有顾虑，让他们感到舒适一些是很重要的。如先赞许他们寻求帮助的决定，再引导他们完成最初的咨询。来访者一开始不适应，则先了解一般的、容易回答的问题，例如背景、兴趣爱好。要把他们作为正常人来看待，而不要急于寻找异常心理诊断的依据。

对咨询师而言，处理好求助者的阻抗并不容易。咨询师其实不必担心突破求助者的阻抗会带来冲突与愤怒。冲突当然不是咨询的目标，但它有时对成长而言却很重要。我们要有能力面对求助者的愤怒，吸收他们的负移情。在很多正移情之后潜伏着负移情。对阻抗而言，它是一种心理防御，是为了避免焦虑。有的人用微笑来隐藏他们的愤怒，还有的人则用愤怒来掩盖他们的脆弱。

03

第三章

咨访关系的相互影响

第一节　咨访间的相互影响

许多人问我："你每天与来访者打交道,他们的负面情绪会不会影响到你?"我的回答几乎千篇一律:"不但不会影响,我每次接待来访者心理咨询,总是把积极的一面告诉他们。这时候,其实是在做自我的心理咨询。如果有影响,只能使人变得更好。"

我这样回答,其实心里没有底。我们在给来访者做心理咨询时,心灵的确得到了升华。但不能否认,我们与来访者之间在情绪上、认知上都有相互影响。弗洛伊德告诉我们,在心理咨询与治疗中要保持超然中立,就是忠告我们,除了对付移情,还要维护治疗师的情绪安全。

我不会明确对别人甚至家人说,从事心理咨询多少会给自己带来情绪的影响。但许多次,我莫名其妙对外卖小哥、滴滴司机大发雷霆。我都不敢相信这事我会做得出来。后来发现一个规律，周五这种现象出现比较多，我觉得这应该是一周的工作造成的负性情绪对我的影响。

职业心理咨询师都可能受到来访者的情绪、行为、危急状态的干扰，带给我们情绪和理智的过度消耗。这不难理解，每天陪伴我们最多的是那些看不到希望的人、心理和身体正饱受极大痛苦折磨的人，而我们又要共情、设身处地地理解他们。即便使用最好的防御和临床上的超然中立，我们依然有时会被来访者的痛苦所感染，使自己的心灵遭受打击。很多次，我在咨询中听到来访者失去了唯一的孩子，久病的妻子失去了唯一依靠的丈夫，可怜的孩子突然失去了双亲。在工作中我强忍同情的泪水，但在某个时刻会失声大哭一场。

咨询师的情绪会受到侵蚀。不仅仅是我们这些普通的从业者，连伟大的卡尔·罗杰斯也不能幸免。他自述过被一位女性来访者扰乱的故事。职业要求他在冷静和天性的热情之间徘徊。但一位女性来访者情绪混乱、失去理智和充满敌意，她甚至跟随他从俄亥俄州搬到芝加哥。当她对治疗不满意时，会批评和质问，诱发他的无能感。罗杰斯说："我认识到她的许多领悟比我更为恰当，而这摧毁了我的自信。在与她的关系中我会以某种方式放弃自我。"如果这种破坏性的关系持续，最终不但会导致来访者的精神崩溃，也使咨询师濒临轻度精神崩溃。

心理咨询的普遍性原则要求咨询师与来访者共情、深入、设身处地地理解。所以，与来访者建立亲密关系一直是我们的工作目标。咨询师的生活一定会受到亲密咨询关系影响。我们在既要满足自己又要满足他人的期望之下生活。其实，我们能力有限，甚至感到无能：心理咨询只是一种职业，我们不是救世主。但这个理由说服不了自己内心的不安，不安来自我们为来访者生活承担的责任。

当众多来访者一个接一个进出我们的咨询室；当我们确实看到某人的生活发生了显著的改变，我们会努力帮助他继续改善。这反而使我们受挫，觉得仿佛是流水线上作业的工人，感到重复和厌烦。虽然没有人要求我们这样做，但工作之余，还是常常会惦记起那些生活陷入困境的来访者。

咨询师总是被来访者视为最可靠和最依赖的人之一。这种密切的关系有时达到了父母与子女之间，或者丈夫与妻子之间的那种亲密程度。我们知道了来访者很少愿意告诉别人的秘密，了解了来访者最好的一面和最坏的一面。来访者也开始了解咨询师的某些方面。我们是工作旅途中彼此的伙伴。

我很感谢我的好朋友，他相信，来访者对治疗师的影响就像我们对他们的影响一样，咨询师的正能量、合理的建议和纯洁的魅力，能净化来访者的心灵和恢复其内部的控制力；但总是冒着巨大的风险，因为来自来访者的负能量也会污染治疗师的心理。我不会太去相信他的推断。但咨询师确实需要自我保护，来抵御遇到的那些来访者所带来的负能量。

第二节 普通人也能做心理咨询师

"听说自己有心理问题的人，最喜欢做的职业之一，就是成为心理咨询师，是这样吗？"

我不知道如何回答，这话有一半是错的。所有职业者都有心理问题，高级领导、职业高管、教师、警察、学生、商人。不仅心理咨询师有心理问题。有一半是对的，心理咨询师是人，所以一定有未解决和发现的心理问题。

"我觉得自己像个骗子，我不配做心理咨询师。"或者温和一点说，"我自己都没弄明白，自己都有这么多问题，怎么可以给别人做咨询呢？"

伟大的心理学家阿德勒曾说过，自己从未消除过自卑感。这不由使我想起自己也一直有不自信的心理和社交焦虑的现象。到现在为止，也一直觉得自己许多方面不如别人，如学识、学历、能力、口才、财富、健康、才艺等。许多专业活动，我嘴上说没有时间去，其实是没有勇气去。一个学会组织让我做演讲。得知台下有我的老师，还有中国科学院院士，我直接拒绝了。勉强上台，那45分钟是我近年来少有的难挨时光。到现在还怀疑，我到底是不是合格的咨询师。

心理咨询师更容易怀疑自己的资质和状态，因为我们天生喜欢自省。在心理咨询中，我们在求助者身上看到自己的影子。有些求助者有超凡的成就，对照他们光鲜的外表，我们会有自己的恐惧感、不安全感和抓狂的感觉。

心理咨询师资格考试的专家发现，有些咨询师往往来自大量情感冲突的家庭，这些情感冲突曾经妨碍他们获取成长道路上所需的帮助和指导。大多数咨询师在长大的过程中竭力赢得别人的爱和接纳。因为这些早期经历，我们当中有很多人难以相信别人会对我们有所帮助。我们把这种内心的挣扎带进成年以后的生活，也不可避免地带进我们与来访者的关系。

在成长之路上，我们都需要觉察自身的痛苦和彷徨，然后才能超越自我。成为优秀咨询师的目标带给我们面对畏惧、缺陷和迷惑的勇气。

咨询师是一个平凡的职业，感到困惑是很正常的。因为，咨询师的成长贯穿一生，从未停止。最好的咨询师也是人，职业和人生的失败有助于我们理解别人的困苦；我们的成功则可以激励别人战胜困苦，获得乐观和勇气。

任何职业都不是先打理好自己的生活才能帮助别人。人生的每一个新的阶段都有新的挑战，就像不断剥皮的洋葱，每一次新的发现，都意味着揭开并暴露新的一层自我。好的咨询师要不断发现自己的无知而进步。

咨询师也是普通人。普通人也能入行咨询师的职业，只要专注于终身学习和不断地发掘自我，在生活中忍受并超越自身的局限，从而不断成长；对各种反馈信息保持开放的心态，努力去理解我们的督导师、咨询师以及可信任的人。单凭自己可办不到！

第三节 来访者的极端行为带来心理冲击

有许多成功的案例值得高兴和自豪，但不可否认，有更多的案例值得反思。其中，最难以承受之重是来访者的自杀行为。

我办公室里放着一个红色的打火机，这是来访者林先生送给我的纪念品。我闭上眼睛就会浮出他的形象：25 岁的男孩，白净的脸，长软的头发总遮住右边的眼睛，说起话来带着浅浅的笑。21 岁大专毕业后就跟哥哥来到温州打工。他是一个很有天赋的、肯干的、负责任的年轻人，不久就被打火机厂的老板重用。但他在中学时就患上抑郁症，时好时坏。在温州的第二年，抑郁症状又复发了，他的老板带他看了一年的医生，但效果不是很好。后来，来我这里做心理咨询 3 个月后，他告诉我好多了，只是哥哥要到广州做事，就要离开温州了。"我很感激我的老板和医生你，送你一个打火机留念吧。"一年后，他的原老板告诉我："林先生在广州的一家宾馆割脉自杀，幸亏被及时发现……"

我感到万幸和内疚。但不会总是这么幸运。咨询师每一天都可能碰到有自杀倾向的来访者。治疗过自杀来访者的咨询师对这种重复上演的悲剧感到特别的伤心、脆弱和恐惧，"我们总是尝试挽救这些有自杀企图的人，因为想象这些求助过的人会在这个世界上永远消失，心中会留下永远的痛楚。所以,我们会感到有种责任和负担。"

来访者自杀并不一定是咨询师的责任,我们也不一定会承担法律的风险。但是,道德上的自我谴责很难使自己平静。这或许对职业来说是件好事,它教会我们认真对待每一个挑战,小心谨慎,时刻为来访者真正的危机或严重的问题而整装待发。小心地记录好档案,一切按照书本和规章制度办事,不能用直接对质和深入剖析的方法,要侧重温和的情感探索,点燃他们生存下去的意愿。

那些有自杀倾向的学生、家庭妇女、商人、教师、公务员等,他们绝望的目光不断地向我的灵魂深处逼近:他们没有对生活的留恋,情感如此沮丧,做事不顾一切。咨询师要小心翼翼地评估来访者是否有自杀的动机和倾向,尽量发现并化解来访者潜在的风险,避免悲剧的发生。

来访者自杀所带来的冲击是多维的,不只对受害者本人,也包括他们的家庭、朋友和那些试图帮助他们的人。

咨询师一定都因此体验到内疚、自责和后悔,感到不能承受之重,有时也会浮出无望的念头。但我们必须学会打消这念头,因为,我们还要帮助更多的来访者更好地生活下去。

第四节　如何面对冲突型的咨访关系

无论咨询师多么优秀、受到多么好的训练和督导,或者多么有经验,都不可能没有局限性。也得承认,我们不是对每一个人都能有帮助。因为,有些来访者不希望被帮助,有些来访者不打算改变,也有些人变化非常慢,让人无法忍受。

心理咨询师的强项之一就是与来访者或患者搞好人际关系。很多人羡慕心理咨询师拥有这么好的人际关系。我几乎每年都会给新来的员工传授如何处理医患关系的经验,自己也觉得是这方面的专家。但事实上,很少有人知道咨询师在体验着另一种完全不同的人际关系。

张咨询师曾接待过一对有婚姻障碍的夫妻。丈夫有嫉妒妄想,总认为妻子有外遇,常常跟踪盯梢,或攻击那些他认为与妻子有关系的人。咨询师尽力为他们进行了婚姻调适,但妻子还是偷偷去了外地。丈夫认定是咨询师没有努力,于是投诉咨询师失职,并且无中生有地向纪委举报咨询师收取红包。虽然经过一年的调查最后澄清了事实,但这位咨询师不得不为他的名声而抗争,向同事辩解,在这种精神骚扰的痛苦中生活。

吴咨询师也是我的学生之一,她的经历更加让人心惊。一位女高中生来自单亲家庭,与母亲相依为命,被诊断为精神分裂症,接受抗精神病治疗。但母亲认为女儿被误诊,于是要求咨询而不要求精神科治疗。吴咨询师建议转诊到精神科就诊。这位母亲认定吴咨询师与上海的精神科医师联手整她女儿,于是常常跟踪辱骂,半夜打电话骚扰,更是在公共场合散发不实传单。尽管公安机关警告了无数次,咨询师更换了很多电话号码并且一直保持沉默,但她还是每天发10

多条信息。当咨询师陷入这种冲突时，怎不让人心惊？

有些懂法律的来访者，会利用咨询师的不规范操作进行敲诈。我对一个双相障碍的来访者过于随意和友好，为我的错误付出了代价。因为觉得我们之间很友好，所以没有做完整的记录，一些操作不规范等。当他躁狂发作时，开始威胁举报我的工作失误，除非我给他 10 万元。当陷入这种冲突时，我们怎么能不受到影响呢？

最让人感到恐惧的是受到暴力威胁。接待有偏执人格的来访者，或者来自黑道人员、冷酷的犯罪分子、发病期间有暴力行为的精神病患者的咨询师，人身安全受到极大威胁。每年都有咨询师遭到攻击而受伤，甚至付出生命。

即使咨询师能小心翼翼地处理与来访者的关系，但还是有来访者认为我们注意力不集中、不尊重人、高收费等。没有比被来访者攻击更糟糕的了。

咨询师不应回避这种人际关系，失败的人际关系能促进咨询师的进一步成长，使我们具有更大的灵活性、创造性、适应性，并以谦虚和开放的胸襟向来访者学习。实践告诉我们，碰到困难时，才会去思考去改变，去面对下一个挑战。

第五节　不要寻找喜欢的咨询对象

咨询师的任务是与来访者一起努力，帮助他们摆脱自己扭曲的感受、潜意识的反应、未解决的冲突、错觉、敌对和主观体验等。这就要求咨询师对所有的来访者有同样的尊重、热心、关心,而不管他们的背景、地缘文化、宗教信仰、教育程度、人格特征等。

但总会发现以下现象:张咨询师喜欢小学低年级的学生来访者;陈咨询师的咨询对象都是高学历的女白领或公务员;贺咨询师则是倾向接待基督教徒……这是可以理解的,咨询师一般会把匹配的来访者作为咨询对象,他们成长迅速,而且有耐心、有礼貌、思维敏捷和感恩。

我曾做过一份调查,发现咨询师喜欢的来访者一般与以下因素最相关:

相同的宗教信仰;

相似的教育背景;

相近的地缘文化;

相当的经济地位;

共同的核心价值等方面。

另外的原因还有:

成功咨询过的类似案例;

没有威胁性后果的案例;

给咨询师带来成长的案例;

在自己熟悉或擅长的范围内的案例;

能由咨询师安排时间的案例。

还有一点是咨询师不好意思说出来的，就是有经济实力的案例。

我自己也不例外。一位来访者患有强迫症，他每次咨询时，总会说上一次咨询没有什么帮助，上上次就好一些。这种话给我带来压力，好在我知道他还是很信任我的，否则就不会再来咨询了。对我的建议，他一定要反驳，弄得我都不敢提新的建议。咨询时间到了，总还要再问两个问题，使后面的来访者要多等 20 分钟。我曾想不要再接受他的预约，但最后放弃了这种念头。

不得不提及心理咨询中的反移情现象，这是弗洛伊德提出的概念，就是因咨询师的内心某种未被满足的需要，而对来访者产生某种好感或憎恨。弗洛伊德自己也认为这种反移情使他对某些来访者产生喜欢感。在他的一封信中透露，他并不如朋友想象的那样，是一个精神分析的超人，他也不曾克服反移情。他知道，咨询师对来访者的个人情感既是最好的治疗工具，同时也是影响咨询的最大障碍。

一位失眠多年的来访者曾服过助眠的药物，未见明显的缓解。他是一位专业摄影人员，常常为了拍一张好照片要在野外熬夜。于是有多年经验的咨询师分析出他的病因。在前面的 1 个月咨询中，来访者遵守咨询师的建议，咨询效果特别好。由于咨询师也是摄影爱好者，对来访者很敬佩和喜欢，经常一起探讨摄像心得，并在后来一起熬夜拍照，咨询宣告失败,最后转诊。

咨询师喜欢某些类型的来访者,或者被他们吸引是可以理解的,因为他们分享我们最珍爱的价值标准和原则。但咨询师必须对每位来访者富于同情和怜悯之心的同时,保持中立的态度。因为有喜欢就会有厌恶。虽然对来访者厌恶的部分原因是他们的恶习或恼人的行为,但是真正的原因源于我们自己的偏见,缺乏与不同背景的人相处的经验,这对咨询师来说是致命的软肋。

第六节　对来访者保持恰当的态度

来访者眼里的咨询师是值得信任和为他们保守秘密的人。所以,他们很想知道咨询师对他们的看法,并时刻想得到情感的关注。过于想得到关注的来访者,一部分原因可能是移情,希望得到原本在特定人物身上得不到的那些需要,如被呵护、被关心、被尊重等。来访者的这种愿望,不一定都会得到满足。在这种情况下,他们会对咨询产生抵触的心理和行为,会造成咨询工作的困难。

来访者刘女士是位私营企业的白领,因睡眠问题来咨询。大概在咨询了 3 次以后,刘女士每次来咨询时就问"你觉得我的衣服怎么样？与我的职业匹配吗?"等问题。每次来咨询总是穿着不同的时装。咨询师总是礼貌性地回答:"很适合你啊!"但来访者却有点不开心,埋怨咨询师对她太不关注。当咨询师建设性地提出着装建议时，来访者很高兴，后来在化妆上、工作方式上也要咨询师给予建议。

有些想引起咨询师关注的来访者，想通过自己的诱惑力来征服咨询师，以证明任何人都可能堕落。同性的诱惑力可以是金钱或权力，异性可能还包括性诱惑。

来访者是位实业家，半年前因为失眠来咨询。咨询师帮助这位来访者制订了咨询计划，包括合理的生活规律和食谱。但来访者常常不遵守咨询计划，为了避免被指责，就多次送礼物，以联络咨询师的感情。咨询毫无进展。

这种扰乱关系、牵制咨询、影响效果的手段，是在咨询关系中赢得控制权的一种方法。对于这样的来访者，如果咨询师直接向来访者谈论自己的感受，拒绝他的行为，会令他蒙羞，伤其自尊心。如果退让而任事态发展，诱惑的力量可能会升级，最后解决起来就不会那么简单了。

"你觉得我怎么样?"这句话是引起咨询师关注的常用语，站在来访者的角度看，这是人之常情。来访者一定会用尽聪明才智了解咨询师对他们的真正看法，把咨询的次数、微笑频率、注视的时间等，作为我们关注他们的指标。当咨询师听到这句话时，要引起警觉，要注意谈话的言语和方式。最好的方法是点头和微笑，转而谈论来访者咨询的目的;有时候沉默是最好的应对方式，咨询师的超然态度是帮助来访者最好的方法。

第七节　尊重来访者的自我成长

一些人知道我是心理医生后，有一种复杂的反应。"你是不是会看穿我的心理活动啊，我要离你远点。""你一定有很好的亲子关系，能不能为孩子教育提点意见。"但事实上，在一个月前，我刚被骗走了 2 万元，因为我相信他能帮助我买到好房子；我的孩子前几天拒绝了我去开家长会的要求，要妈妈去，认为妈妈更了解自己。

很久以来，一些来访者对心理咨询师有种神秘感，把心理咨询师当成圣贤或智者，把自己当成寻找光明的朝圣者。他们不相信自己的决定，不相信自己内心的声音，希望得到咨询师的指导，希望咨询师成为人生导师。

在这种期待下，咨询师往往会认为自己是重要和有能力的。当来访者和学生对我们说，他们从我们这里得到了许多帮助，我们的话成为他们战胜困难的座右铭时，更加强化了这种得意洋洋的感觉。

咨询师和来访者都忘了一个事实：即使没有心理咨询师的帮助，来访者也会自然地成长。因为其他理论和实践也会使人走出困难。只是由于心理咨询师在工作中的敬业，以及来访者症状的缓解，使来访者心存感激，把这种功劳归于咨询师。而咨询师也会以此居功。这样做并非有什么不妥，因为在心理咨询中，这种感觉可增加来访者的依从性，也给咨询师带来自信心。

但从心理咨询的职业来说,这种感觉并不是好事,相反,对职业生涯可能是有害的。因为我们是不完美的,也没有与众不同。我们的"能力"只在工作中表现出来,在咨询室中表现自己。咨询室不是真实的社会,这里有严格的制度,来访者得顺从咨询师,咨询师有控制权。尽管来访者的咨询内容不同,有各自的剧本,但导演和台词的解释属于咨询师,所以我们感觉自己与众不同。

但在真实的生活中,咨询师本身是有缺陷和不足的。一位咨询师是小学的政教主任,兼学校的心理咨询室负责人,平时又接待了许多学生和家长。别人习惯称他大师,他也半推半就接受这个称号。他是业委会主要成员,但他发现自己并不受其他成员的喜欢,还常常与街道居委会成员发生矛盾。他对此很不解,我劝他说:"在 8 小时外,仍想通过教育、互动、提问、对质、同感等方式,让别人把你的话记在笔记本上,并听你的建议,这是难以做到的。"

近几年,来访者通过教育、媒体、网络和脱口秀节目学习了许多心理咨询的知识,他们对心理咨询师的态度已经发生了变化。我们不再被大多数人看作最有智慧的、权威的专家,而是民主化治疗的合作伙伴。咨询师是有瑕疵的、真实的、诚恳的。可以谨慎地自我暴露,以缩短与来访者之间的心理距离并增加相似性。咨询师要认识到这种趋势:必须在白天的大部分时间扮演暂时的权威,其余的时间是有缺点的平常人。

第八节　接纳爽约的来访者

预约心理咨询能使咨询师与来访者都体会到被尊重感，也使咨询师与来访者的咨询关系更匹配。但是，来访者爽约常常使咨询师感到烦躁、愤怒、担忧或者反感。有些咨询师还感到自己被贬低，感到自己对来访者而言是可有可无的，可能会觉得自己对来访者来说不够重要，甚至感到被排斥、被抛弃，自尊心受到羞辱等。当然，也可能影响到咨询费收入。

但是，生气归生气，我们仍要透过现象看到屡屡失约的背后原因。频繁预约让他在咨询间期还能同咨询师保持联系，说明这种联系对他来说就是希望所在，并不意味着咨询师对他不重要。可能他感觉心理咨询使他受到了操控，失约让他有机会体会到自己在控制咨访关系。

爽约也是阻抗的一种形式，在向咨询师透露某些信息。许多来访者害怕依赖咨询师，或者害怕让咨询师看到其痛苦和无助。为了避免这种依赖，可能通过取消咨询来显示自己很安心、很舒适。一位女士刚找我咨询是因为睡眠障碍。我们的工作关系和谐。第一个疗程，她非常遵守约定的时间。在第二个疗程开始不久，咨询时间就不正常了。后来两年，不再有她的消息。但有一天，她突然约我咨询。她告诉我说，她破产了。一位成功的女企业家，无法面对我，说出自己的故事……

当然，来访者取消预约，还应考虑以下因素：

有没有谈到任何（可能）让人不舒服的话题？

在治疗进程中，来访者是否显得越来越不开心？

在治疗进程中，来访者是否显得越来越开心？

来访者变得依赖你吗？

你在最近一次咨询中的心情如何？

这一次爽约是不是终止治疗的前兆？

无论是何种因素爽约，咨询师要做到以下几点：告诉自己，这不是针对你的个人的能力，不要以牙还牙，如"你觉得我是个糟糕的咨询师，我看你是个不可救药的人！"等；要接纳爽约的来访者，评估并且赞许其在必要的时候使用防御方式；让爽约回归具体的情境，与来访者讨论如何避免爽约；可以建议他们不用爽约的方式来应对预约，而尝试打电话或微信告诉咨询师爽约的原因；最重要的是，咨询师要有耐心，今天的爽约可能会成为明天的领悟。

第九节　敬畏退行机制的力量

退行机制是重要的心理防卫机制。早年的强烈情感存在于我们的记忆之中，激活之后使我们回到以前的状态，就是退行。它会激活许多保存潜意识记忆的神经网络,将过去的激烈情绪添加到现实之中。在经典的精神分析治疗中,弗洛伊德让来访者躺下来,眼看别处,沉思默想,这时会出现退行现象。

鼓励来访者谈论自己的过去,帮助他们表达那些强烈的情感,一边抚慰一边治疗。这些做法缩减了来访者对当前的注意,让他们的心思回溯以往那些主观时间。对来访者而言,退行具有重要意义,可以激活旧的记忆网络。这能对症状的演绎发挥重要作用。

但是,咨询师出现退行对治疗过程是无益的。咨询师可能有至暗的生活经历。一位女咨询师的原生家庭并不幸福,父母常暴发冲突,自己得不到足够的爱。也许是这个原因,她现在从事婚姻家庭心理咨询。她接待了一位女来访者,没有母亲,与弟弟、父亲相依为命。在 18 岁时恋爱,但男方家长不同意。他们争取了 5 年,男方家长终于同意。但是,女方未领结婚证而先育。还在月子里,情侣之间产生很大的矛盾,男方丢下 5 000 元钱,抱着孩子连同父母一家人消失了。咨询师很同情这位来访者,在咨询中仿佛回到了童年那段艰难的时光。想起自己父母关系不和,家庭没有温暖;父亲暴躁,常打母亲和自己;母亲想保护也保护不了自己;在 15 岁时,母亲就去世了;又找不到任何人来诉说自己的恐惧。这些记忆唤醒,让她体验到强烈的痛苦,在治疗中难以保持成年人的心理状态。

早年的某些经历笼罩在现实体验之上,使情绪、知识和自我认同都退行到早年阶段。咨询师应敬畏退行的力量。退行的力量对咨询师而言是强大的。我们会从一个自信的成人退行到一个迷茫、依赖的小孩。退行的力量甚至能让我们无视自己所受的专业训练，企图逾越心理咨询的规范。

要勇于剖析自己的内心世界，对自己无意识的记忆网络永远保持警觉。因为这些记忆会在工作中被激活，这时，就需要寻求督导的帮助，并将来访者转介。

第四章

咨询师的艰辛

第一节 职业的辛酸

"心理咨询师这个职业的前景如何?""心理咨询师真的令人羡慕,每天喝着茶和咖啡,陪人谈人生和理想,还按分钟收费。"

初学者最初常常对这门职业充满乐观、激情和兴奋,但为什么这么多人还是离开呢?因为咨询师看似光鲜的生活却充满着职业的辛酸。

心理咨询师个人生活和职业生活密切联系,这使我们的工作丰富多彩,但也给生活带来特别的艰辛。因为,咨询师的生活常常伴随着情感枯竭、巨大的压力和个人危险。过度投入工作会牺牲许多休闲时间和私人生活;若硬要与工作保持距离,在人际关系上可能显得不近人情。

咨询师总是要面对不良情绪的人和事,从来访者的眼神中看到的大多是愤怒、悲伤、失望和矛盾。我们永远都忘不了那些绝望的双眼。咨询师有自己的是非观，却要保持中立、超然、宽容、共情的态度。

咨询师可能是外向和开朗的人，但职业要求我们必须学会沉思、自我反省，不断地检查内心的动机和欲望。

咨询师有自己的痛苦、不快、疲倦和困境，但要在家人和朋友面前保持充沛的精力和高昂的姿态，保持宽容、耐心、理解、妥协。

职业心理咨询师也有说不尽的辛酸。

葛老师是一名有 A 证的中学心理咨询师。但在学校里，主课才是学校重视的，而心理健康课及学生心理咨询工作，在校领导那里并不受重视。葛老师除了每星期上几节课以外，就是帮助别人"打杂"，在学校的地位可想而知。她心情苦闷，但又不能离开，她要等 12 年以后在这里领退休金。再说，离开这里，又能干什么呢？

陈老师是位大学心理学教师，在医疗部门兼心理咨询师，他有许多头衔：教师、咨询师、研究者、领导、人大代表等。他深受同事的尊重和学生的欢迎，但很少有来访者找他咨询。他把许多时间都花在大学评议会、课程优异评议会、奖励评议会，还有一年几次的人大会议。他不记得有多久没有做心理咨询工作了。尽管如此，他还得艰难而精心维护在业界的名声。

马先生开了 5 年的私人心理咨询工作室，把赚到的钱投进了房地产，每个月要付房产按揭贷款，在野心和贪婪的左右下,他忽视了健康、家庭和休闲,每天计算着还多少利息。

职业的辛酸还表现在自我信念系统的改变。由于被认为重要,自我信念产生偏差,常常迷失自己,找不到真实的自我,比如傲慢和无礼,觉得自己什么都知道,信口编造新概念,以显示自己与众不同;自恋和自大,觉得自己比别人强,有最好的职业,不会尊重人,找不到谦卑感;虚伪和做作,只告诉别人怎么做事,自己却什么都不做,甚至让别人做自己都做不到的事;总是表现出高人一等的样子,故作深沉状;工作狂,不能平衡工作与生活之间的关系,总觉得没有时间娱乐、去爱,与生活中的朋友缺少互动,生活失去色彩……

咨询师的职业令人向往,但我们必须知道它的辛酸。

第二节　学会保密和忍受隔离

心理咨询为来访者提供一个安全和私密的空间来解决他们的心理困惑,咨询双方如果没有十足的信任作保障,就很难进行下去。咨询师应该保护来访者的隐私、秘密和尊严,并坚决遵守职业行为规范。我们最基本的责任就是尊重并保护在咨询中所收集到的来访者信息。

我与几位学生去刘伯温的故居旅游,偶遇了几位参观者,其中竟有位是我接待过多次的来访者。他似乎认出我了,要与我打招呼。我却连忙转过身,假装没有看见他,场景有些尴尬。过后,一位学生不解地问:"为什么我们这么没礼貌?"我向他解释说:"不是我们不礼貌,我们在按原则处事。"

这里所讲的原则就是保密。

心理咨询师最基本的责任就是保守来访者在咨询中所说的一切,包括隐私、秘密、尊严。在任何场合下,或者与任何人,如同事、来访者的家人、朋友甚至是配偶交流时,都应习惯性地留心我们说的话,隐去来访者的真实身份并且保守他们的秘密,以保障来访者的隐私权,保护来访者的权益。这是咨询师的信誉。咨询师经过多年的训练,这已成根深蒂固的习惯,比如不在朋友聚餐、同行聚会、家庭派对中谈论来访者的任何事。

咨询师参加一些公共活动,或参加亲戚、朋友的宴会,如果碰到来访者,最好假装不认识而避开;其他人谈到来访者的名字,我们也不应参与话题。在心理咨询预约时,特意错开就诊时间或地点,以避免熟悉的来访者相遇的尴尬。如果他们真的相遇了,最好编造说他们都在替其他人问问题,不让他们知道对方看过心理咨询。

咨询师工作于隔音的工作室,不接手机,不理会敲门;每天与众多人说话,工作结束后已无力、无时间与朋友、家人交流和沟通。在别人的感觉里,好像是个失踪的人。咨询师的隔离生活可能有助于咨询师的特殊和神秘感,保持沉默以便他人能够减轻痛苦。

尽量避开所在城市的娱乐场所如酒吧,因为在这里可能碰到来访者和学生,如果场面失控会影响到咨询师的声誉。在一般场合,我们不太愿意让人知道我们的职业。有些人知道我们的职业，会表现出恐惧的样子："你是心理咨询师，我害怕你一眼看出我的想法，太没有安全感了。"

咨询师也不愿意过这种保密和隔离的生活："不要对我说你的秘密，我内心要保守的东西已太多了。"但我还是给自己找个理由：咨询师生命中最有意义、最有兴趣和最能自我实现的时间，应该是与来访者一起度过。

第三节　难以应对的来访者

有一些来访者让有经验的咨询师也感到很为难，这些人有共同点，如边缘型人格、反社会人格、行为障碍者等，他们愈后差，进展慢，好像在测试咨询师的耐心和防御机制。

有一部分来访者是由其他临床科室转诊过来的。他们在那些科室经过多次治疗，无明显效果后，主诊医师就打发他们来心理科找原因。所以，心理咨询成了来访者最后的治疗方案。这些来访者使咨询师倍感压力，他们有明显的躯体症状，心理咨询愈后往往比较差。更棘手的是，有些人有严重的抑郁情绪，常常用自杀相威胁，易愤怒，对咨询师不信任和充满敌意等。

患者两年前在工厂上班时，突然腰部一麻，双下肢觉得无力，走路不稳。在医院检查都未发现有病理体征和生化异常。脊柱外科检查没有发现脊柱的骨折和病变。医生无能为力，希望他转到心理咨询科。这位患者对主诊医生很不满,认为自己根本没有心理问题,没必要进行心理咨询。勉强进行咨询后,尽管病症有些缓解,但他还是不断投诉脊柱外科医生。我其实也很担心他会不会也投诉我,因为他对心理咨询不信任,治疗效果自然不佳。

让咨询师感到压力的来访者有以下的特征:

来访者并合有器质性病变,如中风、痴呆等,他们更需要药物治疗。

来访者在精神疾病发作期间,有幻觉和错觉等精神疾病症状,不是心理咨询的对象。要动员家属带他们去精神科就诊。

来访者有精神司法或工伤赔偿问题,如果咨询师不懂得法律,稍有不慎,会无意中卷入法律纠纷之中。

来访者不遵守咨询协定,习惯性地迟到或者爽约,干扰咨询的正常进行。

来访者把咨询责任全归咎于咨询师,不愿承担责任,也就没有主动咨询的动力。最让人难以接受的是喜欢用暴力等手段处理双方的纠纷。

来访者对咨询师怀有敌意,或者怀疑咨询师的专业水平,常常与咨询师发生争执,破坏咨访关系。

来访者想超越一般的咨询关系,通过请客、送礼等方式,逃避咨询协议中规定的责任和承诺。

来访者对咨询师提出过高要求,咨询师不能给予满足或不会给予满足,如要求安排特殊的时间和地点等,否则拒绝咨询。

来访者想将治疗师的军,他们总是提出治疗师不能解决的问题,以咨询师尴尬为乐。

来访者对咨询有过高期待,总是要求咨询师在最短时间里解决他们长时间积累起来的问题。

来访者常常表露出要自杀念头。咨询师可能担心下次再也见不到他而忧心忡忡。

来访者有酗酒、吸毒等行为。这些行为会严重影响咨询质量,伤害咨询师的努力和付出。

来访者无力支付咨询费用。咨询师在选择有效的方法时常常显得犹豫不定。

咨询师的压力还来自那些最不正当的、糟糕的、隐藏的、奇怪的,有时甚至是邪恶的人性。当某些来访者的残忍、冲突、欺骗、操纵、猜疑和背叛出现在咨询师面前时,尽管咨询很困难,咨询师也必须保持泰然自若,有所作为。克服困难及化解压力是咨询师成长的动力,要学会面对和正视,坚信在经历沮丧、失望和冲突后,能最终成为来访者的良师益友。

第四节　面质与抚慰的平衡

美国著名心理咨询专家科佐利诺(Cozolino)把成功的心理咨询比喻成应急保险电路:咨询师需要在支持来访者和挑

战来访者之间取得持续的平衡。咨询师用一只手扶着来访者，给他们鼓励，帮他们使劲；另一只手拿着剑，与他们的防御机制短兵相接。

这个比喻非常形象，心理咨询的主要突破对象是心理防御机制，而突破的主要方法之一，就是面质技术。这种心理技术试图让无意识的心理活动进入意识层面，方法就是质问来访者的信条，指出他的阻抗和防卫，并且向他的意识层面添加新的、挑战性的信息。

由于面质会直击心灵深处，来访者一般不会立即认同咨询师的面质。所以，面质时可以考虑下面这些策略：

在建立良好的咨访关系前不做面质，而要耐心地考虑再三，认真倾听对方的意见。

尽量在面质中融入来访者的话语、想象和比喻，使他更容易接受面质。

面质可能遭到来访者的反驳，不要强加于人。

面质的角度有多种，可以用不同的方式面质。但别忘了，咨询师也可能犯错误。

一位事业单位的中层干部，在单位里，别人与他保持距离，自己觉得没有什么知心的同事；在家里，老婆孩子也不太听他的建议；社会上，别人和他若即若离，没有知心朋友。在前3次的咨询中，他一直在抱怨别人的过错，我一提问，他就马上喋喋不休为自己的观点辩护，我几乎没有说话的机会。

他指责我说:"作为咨询师你都不说话,一直由我说,这样收咨询费是不是太容易了?"来访者已经产生移情。尽管心里很生气,但作为咨询师,关心和耐心永远胜过强硬和攻击。我们的过人之处在于吸收当事人移情的攻击,不针锋相对;我们对自己要有耐心,才能逐渐提高面质的技巧。

他与我交谈的方式可能就是对待同事、家人、朋友的方式。这是一个正面应对的机会,于是,笑着对他说:"每次你都没给我机会说话。"他笑着点头说:"好像是这样。"我继续问他:"你与同事、朋友、家人说话是不是以这样的方式?""好像是的。"我面质说:"如果两个人交流,只把对方当听众,对方肯定不会再与你交流了。换个角度,你会一直听别人说话吗? 肯定不会。所以,主动交流与积极倾听对人际关系的建立很重要。你有了积极交流的一面,接下来是培养积极倾听的能力了。"沉默许久,他若有所思地点了点头。

当面质切中"要害"时,来访者需要一定的时间来思考并做出反应。精准的面质有可能打破来访者的心理稳态;特别是那些不能用防御机制躲避的面质,肯定会引起情绪的波动,如来访者的面部表情发生变化:泄气、忧伤或者流泪等。当出现这种情况之后,咨询师要少说话,并以支持、安慰、共情、设身处地在理解等行动和言语,达到应急保险电路的效果——面执与抚慰的平衡。当然,说起来容易做起来难,面质的处理是极为复杂而微妙的,需要多加练习才能掌握。

第五节　不急于消除迷惑

由于多种原因,比如求助者声音太轻、口齿不清、言语交流困难,或言不达意,或者阻抗,令许多咨询师感到困惑,甚至产生自责感。出现困惑没什么大不了的。对来访者的状态感到困惑,我们更会与之探讨,得到问题的答案,这本身就是一种治疗的途径和方法。

咨访关系是一种合作关系。而为了更好地满足合作需要,咨询师要放弃一部分控制权。如果咨询师总觉得自己应该是那个提供答案的人,就会以自己为中心,自认为权威,就难放弃控制权。而这恰恰违反了"以来访者为中心"的原则。

控制欲是探索的敌人。在人际关系中对他人作出反应的方式,透露了咨询师的控制欲和获取控制感的方式,还透露了在模棱两可的情况下坦然应对的行为方式。有时,咨询师应该询问自己的亲友或者来访者,认真倾听他们对我们的描述,以及他们在这些方面对我们的看法。这是咨询师成长的秘籍。

聪明的间谍,比不上冥思苦想的侦探。与其说别人的言行没有道理,远不如说我们自己不明白。在咨询中感觉困惑时,不要将就,更不要以为自己已经明白。一位女士与一位已婚的男士保持着婚外情。男友5年时间里一直说离了婚来娶她。她相信了,一直等这个时间的到来。其实,男人在婚外情最开始的时候最有勇气,时间一久,勇气渐渐消失,最后连自己都不相信了。女士在咨询中说下决心来结束这场没有结果的感情,我对她的想法表示理解。她最后说了一句话:"算了,就这样吧。"我当时并没有完全明白她的意思,是"算了,就这样决定与男友分手,找个新的",还是"算了,反正5年了,就这样继续下去"。我倾向第一种意思,所以向她建议找个新的。其实,我错了,她是第二种想法。

一个澄清迷惑的简单方法,就是把来访者的话重复一遍,在末尾抬高音调来表示疑问,比如尝试着对来访者这样说:

> 我有点迷惑哦。
> 帮助我理解你的意思吧。
> 你那样说是什么意思呢?
> 你能再说一遍吗?我没完全明白你的意思。

在心理咨询的第一阶段,咨询师应了解来访者想得到什么帮助。所以,与其告诉来访者应该怎样想,还不如诱导他自己弄明白。很多时候,咨询师所要做的仅仅是倾听他们的故事,并分享彼此的困惑,不要害怕自己皱着眉头或者一脸困惑的样子。如果来访者的话不合逻辑或者自相矛盾,就请他们解释清楚,这样做通常比贸然作出分析要好得多。

再次强调,在感到困惑时,不要急于向来访者作出解析,不要担心失去向来访者说明某个问题的机会。心理咨询的进程是螺旋式上升的，而非直线前进的。来访者内心世界的核心特征会在他们生活当中的方方面面表现出来。如果来访者觉得某个问题重要，就必然会再三提出来。因此，我们会有机会去处理某种具体的看法或情感。

05

第五章

职业的倦怠

第一节　定心与淡定

心理咨询师都知道，好的情绪会让事物朝好的方面发展。来访者对现实与当下是不满意的，心理咨询的目的是帮助来访者向好的方面改变。虽然我明白这个道理，但仍有好多次与来访者发生不愉快。因为在咨询的职业生涯中，我仍没有管理好情绪。

"我对你的治疗方案不满意，因为你可能把我当小白鼠了。"我肯定没有这样的想法，心中有气，但我知道不能发脾气，尽量平静地问："我做了哪些事，让你觉得我把你当试验品？"来访者开始激动起来："3 个月内，你用了 4 个方案，还不承认？"我觉得委屈，立刻不客气地说："你不接受我的方案，不用来咨询，没有人请你来。"来访者立刻起身，抛下一句话："你这是什么态度？"

激动是很容易的，难的是平静。这对咨询师来说至关重要。我立刻认识到我没有管理好自己的情绪。咨询师的专业能力、思考能力很重要，但情绪管理能力更是不可或缺的，保持冷静才能引导咨询的方向。

有些情况会使咨询师情绪产生波动，比如对自己的能力产生怀疑。一位家长陪同读高中的女儿来做心理咨询。孩子曾在一家私人机构咨询过，对咨询师的工作方式不满意，一定要换个咨询师，便找到我。我了解病情后，觉得孩子的问题需要用整合疗法。但妈妈对原来的咨询师很认同，认为我的咨询方案不适合，便让我劝孩子不要找我咨询，甚至愿意付费。我非常生气，认为这是对我的轻视。但我后来控制住了自己。因为从心理学的角度来看，是我自己的脆弱和不安全感让自己有这种感受。咨询师需要足够的坚强和自信以承受批评和攻击。

我还知道，家长不是有意这样做的，她的攻击常常源于当事人的某些记忆。如果有机会，我会帮助她意识到这一点，并加以理解。

那么，如何管理好自己的情绪，不让这种负性情绪影响到咨询呢？我曾尝试了许多方法，这点对自己特别管用。来访者找我咨询，一般都是事先了解过我，比较并产生信任之后才来的，咨询关系在第一次接触之前就已经存在了。这种关系产生于来访者与朋友、媒体以及其他来访者交流接触的经验之中。从来访者走进我的咨询室那一刻起，期待和怀疑就混杂在一起，产生了乐观与悲观两方面的期待，这贯穿于整个咨询的进程。所以,来访者所产生的任何情绪,我们须淡定面对,不要采取防御姿态。他们这些记忆、情绪和关切都是治疗关系的一部分,并且可能包含着来访者的重要信息。当发现自己确实采取了心理防卫,应试试深呼吸,把说话速度尽量放缓,面带微笑,情绪会平静下来。

第二节　保持平静的能力

职业生涯中,咨询师会遇到平常生活中无法触及的事,有些不仅见所未见,简直闻所未闻。这么多年来,我接待过割腕的来访者,受过来访者及其家人的暴力恐吓,遭遇病人踢破诊室的大门;还倾听过最卑鄙的行为:侵害聋哑父母的9岁女儿。既有来访者癫痫发作,也看到过来访者惊恐发作时的濒死状,还有来访者因为痛苦的回忆而出现长时间的精神恍惚等。

给我留下深刻印象的病案是一位年轻女性求助者。她被母亲和丈夫骗过来咨询。在诊室门口就是不进来,大骂家人骗她,还踹了诊室的大门。进来后号啕大哭,脱自己的衣服,说要证明自己是清白的。又跑到窗户前,要跳下去。咨询中,她就是不说话,躺在地上,闭着眼睛,也不愿离开了。当时我真是一筹莫展,难以保持镇定。

很多案例让咨询师难以保持镇定,如自杀行为或者以自杀相逼,自残,对儿童的侵害或者虐待,讲述创伤经历,处理来访者的性兴趣或者性暗示,精神病的奇异观念等。作为心理医生,我知道,一个合格的职业者遇到这些事是决不能惊慌的。这是一种工作挑战,无法回避。恐慌是理性解决问题的敌人,会使有经验的心理医生不能运用专业知识解决问题。

平静看待任何来访者,不仅体现自己的专业素养,更让求助者感到被接纳。由于来访者的生活比较痛苦,症状又很特殊,习惯了被人躲避和拒绝的世界。心理医生若能保持同情而非躲避,就为治疗创造了条件。因为这是一种完全不同的人际关系。在这种关系中,不论是讲述创伤故事,或者将自己的挣扎体现在治疗关系之中,他们的一切感受都被我们接纳。

心理医生保持平静,不能惊慌的另一个原因,就是让来访者学会放下,开放自我。有些来访者欲言又止,怕自己的经历说出来,给聆听的一方造成极大的不安,以至于他们要反过来安慰那些本该提供关心的人。于是他们就学会了删减真相或者保持缄默,以避免自己被拒绝,也避免别人感到不安。这令咨询师非常担心,因为可能对治疗不利。只有我们保持镇静,让来访者说出他们的痛苦经历,才能使治疗持续下去。

保持平静是一种专业技能。虽然我们并非每次都做得最好,但须始终牢记:遇事不要惊慌,才能思索当前的事情并想出办法,熟能生巧。不要害怕这样的情境,这是不能避免的。遇到越多,就越能保持冷静,形成情绪记忆,让我们在危机情境中有办法可想。必须提醒自己总会有办法解决问题。

第三节　咨询师需要谎言

心理咨询师常承受来自来访者的压力、督导的压力和日常工作的压力。减压的方式较多地来源于自我撒谎。咨询师撒谎原因错综复杂,可能深深地隐藏在自己完美的外表里。大多数的谎言是没有恶意的虚构,即使被发现了也不伤大雅。有些谎言被埋藏得更深,植入我们的否认、合理化和扭曲的系统里,觉察不到。

我们并不喜欢有些来访者,因为其处事态度、价值观或者宗教信仰与我们格格不入。但当面对他们时,咨询师并不能表示出厌烦。一位有洁癖的来访者进入咨询室就抱怨椅子不干净,用酒精擦几次才入座。他的位置要离我一米以外,这样我的"口水"才不会溅到他。咨询 10 分钟内,要吐痰 5 次在地上。但我总是故作轻松地说:"我很高兴你来到这里(撒谎,其实我希望他不要再来),你一定能从我们的治疗里获益(更大的谎言,因为我还不知道他会不会配合我),我们认为这是你了解自己的好机会(恭维,谁能保证?)。

咨询师就这样对自己撒谎。有轻松的、可笑的,也有沉重的、可怕的谎言,大多数的谎言没有恶意。咨询师不会觉得有什么不对,就像上面的例子,这些"真相"只是咨询师一闪而过的个人想法。

"我接待了一位有同性恋取向的男大学生。这位男生在性游戏中扮演妻子角色，他多次到一所大学里找固定的伙伴。他同时有激越性的抑郁症状，常常表现出情绪低落，有轻生念头，有毁物的冲动。经过3个月的咨询，抑郁症状已经基本缓解，但家长仍要求我解决孩子的同性恋问题。这位学生就是不愿意让我干涉这个问题。专业知识告诉我，这样的案例咨询成功的概率太低，但我脱口而出，没有掩饰就告诉他父母是有希望的。现在咨询已经一年了，同性恋症状没有任何缓解，我不知道如何向其父母交代。"

我们有时会说些来访者喜欢的话。如果咨询一开始，我们就说："你的问题主要靠自己解决，我可不是救世主""你的问题责任主要是你自己，不要推卸给别人""心理咨询师是中立的，很难对你好……"来访者可能就一去不复返，更谈不上帮助他们。

同样，来访者描述病情也不一定是事实，因为人们常遗忘了童年记忆，不知道是否和多年之后再现情景吻合，因为记忆经过了挤压和筛选。来访者不一定是没有偏见的叙述者，而咨询师不一定是没有偏见的听众。有时，来访者用完美的形式叙述了不完美的故事：创意感强、情节曲折、回忆清晰等，其实这不是真实的。在把想象转变成文字的过程中，丢失了更多病例的事实性。咨询师一般会通过前后关系的假设填充空缺部分，以致扭曲了事实。咨询师有意无意地采用构造派（constructivist）和社会结构派（social constructionist）的理论指导咨询。但是，后果就是"事实"这个概念并不意味客观事实,它只是来访者构造出来的东西。

临床医生为了保护患绝症的患者也会撒谎,这符合伦理学中的有利原则。心理咨询过程就像用完美的形式叙述一个不完美的故事,受到许多因素的影响,如记忆的流逝、语言的限制、主观的感觉和文化的熏陶。所以,允许一定程度的撒谎让咨询进展得更顺利。但要有底线:我们尽量去接近事实,用专业的知识和技能去发现问题,解决问题。

第四节　阻抗是"反常的不情愿"

有不少人对心理医生的职业充满好奇,认为有神圣感。来访者因为内心的冲突而苦苦挣扎时,我们能帮助他们参悟人生的见解,让来访者恍然大悟并且成长。来访者往往会对我们感激涕零,使我们声名远扬、事业蒸蒸日上。

但事实上,咨询师的启发对很多来访者作用比期待的要小,对咨询师感激涕零的来访者更少,相反有来访者对咨询师发火。来访者为咨询花了大量的时间和金钱,却抵触咨询师的帮助,这究竟是何道理? 这可以用来访者的阻抗来解释。

阻抗被称为"反常的不情愿"。来访者认识到自己需要改变,也承诺改变,并且寻求这方面的帮助。但事实上却坚持不改变,原因也许应从潜意识来找。对于大多数来访者而言,最大的挑战不是正确的诊断,也不是合理的治疗计划,而是在咨询师帮助下真正愿意去改变。

　　一位 24 岁的年轻人,高二主动辍学。但对读书的愿望很强烈,多次要求再读高二。家人认为他年纪大了,劝其不要再读了,但他以死明志。家人没办法,通过关系让他回校。但开学时,他又找理由不去了。再过几个月,又开始哭闹着要上学,家人又再一次满足了他,但他又一次不愿意去学校。几个月过去后,又故伎重演。当家人无计可施时,他主动要来心理咨询。在咨询中,来访者差点跪下来,要我劝其父母,同意他回学校读书,否则立刻去死。我劝他先一周去 2 天,或者每天上半天课,适应环境。他不愿意,坚持要正常上课。我还告诉他,可以读成人高中,学历不重要,能力最重要。他听不进去,非要读全日制。共咨询了 4 次,最终他也没有接受我的咨询建议。

　　我帮不了他,他和家人一定对我很失望。每个咨询师都渴望那种高效、重要和成功的咨询经历。遇到这种问题复杂而又缺乏沟通技巧的来访者,咨询师容易产生挫折感。虽然来访者不会当面表达不满,但咨询师会感受到他们背后的指责,感受到治疗没进展而怀疑自己的知识和技能。

　　咨询师同样也会责备来访者进展缓慢是他们本身的问题,而避免自己有挫败感。最常见的应对措施是给来访者贴上"阻抗"或者"病态"的标签。这种以逆移情为基础的诊断可以有多种表现形式。例如,给富有敌意的当事人贴上"边缘型人格障碍"的标签;对病情不见好转、不听从咨询师建议的来访者,贴上"为了操纵身边的人"的标签。有时还可能下一个更严重的诊断结果，从而让我们对治疗未取得效果感到心安理得。事实上，给来访者贴标签不能真正解决他们的心理问题。

面对阻抗，就要适应变化的、有时较为缓慢的治疗进程。心理咨询过程急不得，有些需要数月甚至数年，病情的反复也在意料之中。特别是在进展缓慢而困难的时候，我们更要把治疗中遇到的困难当作机会，借此反思治疗策略，或者从同行那里获得建议。

第五节 道歉产生治疗的效果

失败是成功之母，咨询师的每个错误都有机会变成经验，给我们提供重要的机会：

观察来访者对咨询师触犯或伤害他们的言行的反应，可以增进对来访者的了解。

咨询师能够为自己的所作所为承担责任，会加深与来访者的关系。

让来访者知道，即使付出不菲的咨询费，咨询师也不一定总能做出正确的处置。

让来访者知道稳定的人际关系可以在破裂之后得到修复。

咨询师致命的过错就是咨访关系的破裂。咨询师承担问题的责任，为来访者提供了一条治愈创伤的途径。比如，可以表达一种意愿，就是无论出现怎样的问题，都会继续关心他们。而大多数求助者都曾与人有过破裂而未修复的人际关系，很容易引起羞耻、孤僻和忿恨等情绪反应。当然修复治疗关系中的裂痕需要耐心、技巧，并经常提供情感上的支持。这样把已经犯下的过错变成经验，即可以测试咨询师的成熟度，同时也是改进心理咨询效果的机会。

多年前的一个咨询案例让我印象深刻。来访者是我多年的咨客，咨访关系和谐，每次的咨询体验都很满意。他说在我这里能得到成长。但是，在一次上班的路上，我接到了好朋友因严重车祸抢救的消息。"人没了。"来访者到来之前，我听到噩耗。

我本应改约，这种状态不适合工作。这一次，我不再遵循个案的概括，也不再遵循治疗计划。我忽视了他的权益，注意力不断回到朋友的车祸上。他对我的不专注、不体贴很意外，没到结束时间就起身告辞。后来助理告诉我说，他很生气，不想再找我咨询了。

当时，我处于一种心神不定的状态，还继续治疗，显然是错误的。后来我向他道歉，解释了原因，得到了他的谅解。

在咨询中所犯的过错，让我增加了经验：状态不佳时，应该停止咨询。另外，咨访之间避免不了错误，应努力道歉和修复关系。这加强了彼此之间的联系。我让自己所犯的错误发挥出治疗作用，从中吸取教训。

咨询师有时很脆弱，倾向于逃避羞耻感，承认错误的勇气不够。向来访者诚挚地道歉，是我们稀缺的经验。如果来访者接受道歉，双方的防御反应就会降低，彼此更亲密、更信任，道歉可以产生治疗的效果。

第六节　避免自以为是

心理医生有时会认为与来访者聊上一会儿，就能知道症结所在，并有解决其心理问题的金钥匙。这种自以为是会造成特别危险的情况。其实，每个来访者的情感、行为、观念、某种个性都与其受教育程度、宗教、家庭环境等有关。常见的与文化相关的问题有：

子女婚恋应该听父母的吗？

找一个体制内的工作还是成为自由职业者？

婚姻不幸福，为了子女是否不该离婚？

如果上不了好的大学，读书有意义吗？

应该流产还是把小孩生下来？

不同宗教信仰如何看待婚外恋？

孩子有同性恋取向，我们应该站在父母的立场上吗？

咨询师都有自己信念和价值观，面对这些问题，心中也许早有自己的定论，并想让来访者或其家人接受。但是来访者及其家人可能有完全不同的看法。虽然我们记得应该"以来访者为中心"，但潜意识里，却维护自己的信念和价值观。

一位已婚妇女因为失眠来咨询。我发现她还有抑郁及婚姻恐惧。她理想的爱人应该是体贴、温柔、大气，会保护自己，让自己的母亲和弟弟有安全感。她发现恋人脾气暴躁、偏执。她想断绝关系，但这男的采用"卑劣的方法"让她怀孕。她很传统，最后嫁给了她。婚后，男的每天监视她，不准与其他男的交往，家暴，还威胁会伤害她家人。

我对她的情况了解越多，就越恼火。她的逆来顺受让我匪夷所思。我的情绪变得强烈，让她学会反抗，并建议带丈夫一起来咨询。在两个月的咨询后，结果事与愿违。因为我把一切都做错了。

我鼓励她反抗丈夫，支持她成为与丈夫平等的人，还奉劝她以离婚威胁为手段而争得丈夫的尊重。结果她的作为引起她丈夫更大的怒火，被殴打好几次。男的还多次到女方家寻衅滋事。我对她的反馈视而不见，反而鼓励她不要退缩，为争取自己的尊严继续尝试。后果是她选择了中断治疗。

我没有考虑到她的文化价值观，给予她所需要的理解和安慰不够，反而充当权威要求她去完成不可能的任务。更糟糕的是，我所提的建议完全不适合她的家庭和文化背景。

我的督导告诉我，其实有很多办法可以处理好该案例。我首先应该认识到自己强烈的情感反应，认识到我当时产生了逆移情。其次,我应该用一点时间让她讲解其家庭和文化观念。我还应该咨询一些婚姻专家和法律专家,找到综合的方法。

她寻求心理治疗多么不容易,经我"帮助"后却受到更多的伤害。由于产生了逆移情,我错失了帮助她的机会。这个失败的咨询案例让我学到:

> 强烈的情感表明咨询师产生了逆移情;
>
> 应该在督导过程以及治疗过程中探讨咨询师对来访者的情感。
>
> 应该思考来访者的问题和冲突跟咨询师的问题和冲突有何联系。
>
> 应该检查咨询师对来访者的人文背景有何假定与偏见。

第七节 心理咨询的价值体现

心理咨询要不要收费?对这个问题,咨询师的心理非常复杂,处于心理的矛盾挣扎之中。一方面,咨询师好像没做什么,只是在听听来访者的倾诉。即使做了也是自己热爱的事业,却因此向来访者收费,有内疚感。但另一方面,没有人能像咨询师一样努力调节来访者的家庭冲突,帮助处于痛苦折磨中的人们,处理其他人无法对付的问题。这需要用金钱来体现自己的价值。

电视台的一档节目里，一位来自加拿大的催眠家讲述自己职业生涯的故事时，说过一个失败的案例："我要使一群朋友和邻居戒烟，用了最标准的催眠治疗方法，但没有任何效果。我把这些治疗的影像送给我的老师看，希望他能指出我的问题。他看完后说，我的催眠治疗程序和技术没有任何问题，最后轻轻地问我，是不是免费治疗。当我说是的时候，他说失败的原因找到了，因为免费治疗是无效的。"

免费心理咨询是无效的，心理学家弗洛伊德就持这个观点，他认为免费的心理咨询不但无效，而且还是有害的。但是，并不是所有咨询师都认同咨询师与制造罪恶和冲突的金钱之间，有一种纠缠不清的关系。有些咨询师认同"僧侣"的角色，认为通过心理咨询赚钱会使他们堕落。因为，这使工作带有商业味道，会使人产生心理的焦虑和冲突。有些咨询师感到为了钱而与陌生人亲密，让人心里不是滋味；有些咨询师认为，心理咨询是他热爱的工作，从中得到报酬是件内疚的事。

曾经，许多心理咨询师把心理咨询当成一项使命，与其说它是一门职业，还不如说它是助人的承诺，以简单的理想对简单的世界抱有一种热情和一心一意的忠诚。在 1996～1998 年，我组织成立温州市心理协会，那个时期，我与同仁一起，曾在许多夜晚，在不同的地方，不计报酬地宣传心理卫生的知识；在没有空调的夏天，坚守在电话机边，无偿地接听来自不同群体的心理求助电话。当来访者问我们，心理咨询是不是要收费时,总会无愧地回答:免费。

之后,国家开始规范该领域、专业机构,制定了行业标准,心理咨询成为职业分类中的一员。咨询师从给人以建议、友好的乡村医生形象,变成电脑和精神病测量学支持的专业人员。许多咨询师和心理卫生机构的一项重要任务就是争取更多的来访者,心理咨询收费成为理所当然的事,再也没有人为收费而感到脸红了。

既然心理咨询是门职业,认真地付出得到回报是应该的,也不必刻意回避文人谈钱的尴尬话题。心理学家弗兰克真诚坦白地承认:做心理咨询曾经是为了帮助人,但现在他是为了钱。过去助人为乐,但现在助人是工作。他也含羞地说过,每次在听来访者倾诉时,都要用一些时间来计算他能挣多少钱。这也许是许多咨询师的真实想法。

第八节　自我暴露技术

自我暴露是心理咨询中常用的技术。无论是在小组、家庭或个体治疗中,咨询师很难避免使用自我暴露。对咨询师来说,最大的挑战不是能否自我暴露,而是能否系统地利用自我暴露的作用。

白女士是位追求完美的心理学老师和心理咨询师,为人真诚,在咨询中尽量把真善美展现在来访者面前。在学生和来访者眼里,她的生活幸福感强、工作满意度高,事业发展上看不到波折之处。但她并不开心。因为，来访者与她共情很少，认为一个生活顺利和幸福的人难以理解他们的生活艰辛和心灵的痛苦，抱怨她的咨询过程过于严肃和程序化，不够轻松。其实我知道，她像平常人一样有生活曲折，她的婚姻一直不幸福。

白女士可以向来访者说些自己的生活吗？当然可以。因为这是心理咨询的技术之一——自我暴露。但这是一个让咨询师两难的决定：如果自我保留，就会疏远来访者，咨询过程缺少互动，咨询关系显得过于客观；如果过于开放和自我暴露，可能会很失面子，并且失去来访者的尊敬，影响咨询效果。

咨询师职业的特殊性——个人生活和职业生涯重叠和交叉，使咨询师在咨询中自我暴露无法避免。所以，不是咨询师能不能自我暴露，而是如何按照自我暴露的原则系统地操作，对咨询更有益。

自我暴露是为了什么？当然是更好地促进咨访关系。恰当使用这种技术，咨询师就可以与来访者建立一种更为可信、合适、透明、真诚、开放的关系，与来访者分享咨询师的经历，鼓励来访者进一步与咨询师分享他们的经历。下面几种特定的情况中可以自我暴露：

为了创造更为平等的关系。

为了传递关心。

为了鼓励来访者更为开放地自我暴露。

为了承认治疗关系是一种完全人性化的接触。

为了证实来访者的经历。

为了通过个人的例子来解释主要观点。

但一定要记住，不应该用来满足个人需要。

咨询师自我暴露的内容有哪些？咨询师只是个受过专业训练的普通人，将有或经历了生活中的一些事件——结婚、离婚、怀孕、做父母、调动、工作、个人健康、变老、购房、受骗、子女教育等。根据来访者文化和家庭背景的不同，以及咨询的需要，可以与来访者坦诚地谈论我们生活中的一些事，及自己曾经的成败。这不仅对咨询的效果是有益的，并且对于维持咨访关系也是非常重要的。

在教育和帮助别人发展时，很多儒家、佛家、道家、神学学者、神秘主义者、修道士、哲学家们通过他们个人的故事来促进弟子及门徒们的成长。在咨询中听来访者的故事，有时可以把自己当成榜样，告诉他们自己的某些故事。自我暴露使自己不断地重复自己的故事，让那些崇拜咨询师的来访者看到真诚和真实的咨询师。

过度的自我暴露可能用来减轻咨询师自己的痛苦，或者炫耀自己的成功，并且使咨询焦点偏离来访者，这就忽视了来访者的重要性。咨询师遵循心理咨询的原则，在职业规定的范围内自我暴露是最有效的。在不降低权威性、专家身份和权力的基础上，传递友善、真诚和鲜明的人性。自我暴露时，应综合思考以下问题：

有其他的办法来达到同样的目的吗?

不分享自己会有什么不利之处?

我企图满足自己需要的程度如何?

这个时机合适吗?

我怎样能最简明地说这件事情?

来访者将怎样把我分享的东西内化为自己的东西?

来访者对于自我暴露的文化背景是什么?

我怎样将焦点移回到来访者身上?

第六章

创造性的个人成长

第一节　读懂非语言行为

张咨询师最近非常沮丧,在督导时,他告诉我:"两天前接待的一位来访者在家割腕了,现在医院抢救。"我问道:"怎么没发现她有自杀的念头呢?"他说:"在咨询中没有发现她有严重的抑郁症状,所以也没有做特殊的处理,想不到其症状发展得这么快。"张咨询师非常自责,觉得自己应该为此承担些责任。

初学者觉得心理咨询更多的是语言的交流,从咨询会谈中发现问题,并通过会谈解决问题。但事实上,有些来访者并不十分相信咨询师,不愿意向咨询师表达自己真实的想法,或者不能明白咨询师的提问等,所以,有时言语交流并不能了解来访者的真实意图。无论来访者如何隐藏想法,还是会透过非语言行为流露出内心秘密。因为 3/4 以上的交流是通过非语言行为获得的！

心理咨询师也知道非语言行为的重要性，但不知道从哪些方面入手。人际关系专家们认为，交流中具有重要意义的非言语行为存在 5 个维度：身体动作、副语言、空间效应、环境因素。

咨询师要关注来访者的手势、身体动作、面部表情、眼部运动和姿势等。例如，虽然来访者说不紧张，但身体发抖，双手颤动，眼睛东瞟西瞧，就表露出他的不安的心理状态。

副语言指的是声音特点和短暂的沉默及语误。比如，不结巴的却总口吃，或者说话总是口误，就表露出内心的某些矛盾冲突。

空间效应是指个人所使用的社会与个人空间，具体包括咨询室的大小、座椅的摆放、咨询师与来访者之间的距离。比如，来访者与咨询师之间的距离过近，表明可能对咨询师信任或者另有目的；如果过远，则表明还没有做好接受咨询师的准备等。

环境因素是指人对周围环境有情绪反应，人对环境的感受便构成非言语行为的另一个重要部分。如果来访者的情绪出现警觉、烦恼、舒适或应激等反应，咨询师要观察自身或者咨询室的环境对来访者的影响。

第二节 允许自己无知

我刚开设心理咨询门诊的时候,幻想走进咨询室就能救人于水火之中,让来访者哭着进来,笑着出去,能够瞬息之间取得治疗的效果。但在3个月里,听到好几位来访者走出咨询室就说:白来了,这位咨询师好多事都不知道。还有几位说:越咨询,心理问题越重。

这让我沮丧到极点,一度怀疑我不适合做心理医生。心理咨询要解决非常多的现实和理想的问题,学了区区的几本精神病学书与心理咨询学书的知识,用"无知"一词没有冤枉自己。

一位哲学教授,才高八斗,出了好几本著作。在他的书桌上有一行字:"不知就不知,问"。我觉得有哲理。他笑着对我说:"这是被8岁孙子逼出来的哲学。"

孙子每一分钟都会冒出新问题。教授见多识广,却回答不了几个。比如,为什么爷爷的胡子是白的啊?到底有没有鬼啊?我是怎么来到你家的啊?教授没有为自己的无知而窘迫,也没有掩盖自己的无知,开诚布公地与孙子讨论各种复杂的、尴尬的问题,在讨论中学到了很多东西。

这位哲学教授说:"不论何时,不论何地,明白自己的无知都是人生智慧。大家都说苏格拉底是最有智慧的人,苏格拉底却一点都不怀疑自己的无知。佛教有很多宗派都注重看透心灵与物质世界的假象而达到觉悟。承认自己的无知，不但能成为一个更好的咨询师，还可以更靠近佛陀、苏格拉底等先知。"

允许自己的无知，对刚刚入职的咨询师来说，并不是容易的事。我曾诊断一位禅大师患有强迫症，因为他对一段话总是反复思考，难以摆脱。强迫症的相关心理测验也显示强迫因子增高。他非常反对这一诊断：反复思考才会有悟，莫非所有的觉悟都是强迫症的产物，也就是疾病的产物？显然这是一种谬论。

我不知道如何让他接受我的观点，因为我的解释显得很无知。最后求助于我的导师，导师告诉我：不必纠结于知识是否比来访者多，这是不可能的。学有专长，来访者可能是一座知识库。我们要做的是脱下专家的面具，而展现为一个有想法、有情感并且愿与当事人分享经历的活生生的人。必须向自己也向来访者承认自己不知道问题的答案。咨询师必须表现出一种意愿，就是愿意与来访者一起探索其内心世界。

多年来，我一直以导师的话作为咨询师的态度：承认自己的无知，培养与来访者的关系，在这种关系中不要排斥知识的局限性，允许暴露问题；做自己的支持者，对治疗的进展只提出合理的要求，巩固强项，培养力所能及的优点，不要与导师或者那些咨询大师攀比，而要用内心的标尺来判断自己的进步，如把自己现在的水平与半年前的水平相比较。心理咨询这门学问永无止境，自我批评也永无止境。自己的无知无底限，但也是知识和经验的容器。

不要肯定自己的所作所为是对的。

若来访者不断拒绝认同，不要一再兜售自己的某种解释。

不要对自己的疗法深信不疑而且充满热情。

当来访者的问题找不到解决办法时，不要感到失败。

第三节　掌握咨询的要素与灵魂

像很多咨询师一样，开始独立心理咨询不久，我就暗暗庆幸：最可怕的学习过程已经过去，现在让我放手做事吧！我的老师和督导都告诉我，务必珍惜咨询的最初 6 个月，因为对咨询的感受仍然新鲜。每次认真的咨询对咨询技能提高而言非常重要，对咨询的应激可以激发自己的头脑变得成熟，学会融会贯通。

我们本来可以做得更好，但是却出现纰漏，能找出原因，这对咨询师来说是件好事。因为质疑我们的判断，斟酌我们的决定，都需要付出细致的努力并使咨询变得更完美；保持头脑的积极性，还可以让我们尝试新的咨询方法，只要不走向极端。

咨询师完全相信自己在做正确处置是危险的。

一位同事的女儿患上了躁郁症,在家摔东西,打骂父母,并把丈夫锁在门外,几乎导致婚姻破裂。

众所周知,情绪躁狂的人,很难平静地交流。情绪发作时,暴力行为往往在所难免。但我认为自己可以按特有的方法去达到目的。咨询开始了,她很礼貌,声音温柔地与我交流。我更认为自己的方法是正确的。当我提到"与丈夫相互尊重是婚姻的相处之道"时,她突然脸色大变,双眼直瞪着我,一言不发。我出奇地冷静,这点连自己都难以置信。当时最佳的方法是"走为上"。我不走,是因为我认为咨询师针对这些患者,正确的做法是让她平静下来。事实证明我错了。她见我没反应,顺手抓起桌上的墨水瓶朝我砸过来。

心理咨询是思考和情感这两种手法并重的艺术,心理咨询师的工作不是处置确切的事情,而是运用自己训练得来的猜测、直觉和第六感,接受自己的不确定性。每次咨询,都要尽量做到:

> 准时到场,并表现得精力充沛、沉着冷静、准备就绪。
>
> 传达对来访者的关心爱护。
>
> 积极地倾听。
>
> 让来访者表达自己而不要打断他们。
>
> 恰当地处置任何紧急情况。
>
> 建立与来访者的情感联系。

这些要素是心理咨询关系的核心和灵魂。对来访者而言,是他们所能体验到的大部分疗效。最好保留咨询的录音,因为倾听咨询录音总是很容易找出咨询师犯的错误。

咨询师的成长需要过程,不是所有的问题都能完美地解决,就连最有经验的咨询师也往往作事后诸葛亮。我们不要用"马后炮"来打击自己,不要妄自菲薄,没有人真的无所不知。

第四节　重视投射与移情的作用

有人把潜意识比喻成黑洞,因为潜意识对我们的言辞、想法和举止有看不见的影响。天文学家通过恒星、行星和彗星的变化研究黑洞的特性;心理咨询师则通过探索人的情感、思想和行为,倾听来访者及其言外之意,来研究潜意识中人们对现实的歪曲、言语与行动的不一致、精神症状的缘由和结果等。

研究来访者潜意识的路线图大多采用弗洛伊德提出的投射性假设。这学说用来描述人脑在意识之外加工我们的体验的过程。我们对含糊刺激的感知和理解,透露了潜意识加工的线索。

投射性假设的运用有很多种。其中,让来访者把情感和想法投射到我们身上,这种投射称为移情。移情使我们体验到来访者早年人际关系中的情感和期望。了解这些在有意识的记忆形成之前本来隐藏起来的潜意识,在治疗中重现童年所经历的冲突,从而解决心理问题。在成功的心理咨询中,对移情的再现和探索是一个关键内容,因为这反映出他们的经历、自我感觉,以及他们既往的自我感觉。

移情与投射,无意中透露出来访者用他们以前重要关系的情感,影响他们对咨询师的感知。移情的表现有多种形式,比如:

> 被父亲管束的来访者通常会向咨询师询问一些具体的建议,例如工作、买车,或者穿衣服。
>
> 曾在童年遭受虐待的妇女可能会非常顺从和惊慌,会躲避咨询师的注视,并且急于结束治疗。
>
> 如果在成长过程中必须照顾到周围人的感受才能被接纳,那么可能会给咨询师送礼,关心咨询师的健康。

另外一种投射性假设的运用是投射测验,如罗夏墨渍测验、主题统觉测验或者沙盘测验。这些都向当事人提供了模糊的、不完整的刺激,目的是揭示其如何组织这些材料。这些测验可以绕过当事人的心理防御机制,防止防卫心理把潜意识中的某些信息排斥在意识之外。

一位高二的女生原来成绩一直不错。但进入高中以后不愿上学,常常不回家过夜,睡不同的同学家里;常玩手游;暴饮暴食,身体长胖 20 多斤。接受了大量的检查,结果显示没有重大的疾病。询问病史,没有遭受突如其来的变故,也没有情感障碍的家族史,却像得了严重的抑郁症。母亲说生活的唯一变化是两年前父母生了个男孩。

是不是有了弟弟后,爱被分享了,所以不开心? 她摇头否认,并很快转移话题。但我还是在沙盘游戏中发现了问题。她的沙盘中有多种动物的玩具,其中一只大鹅身边有只小鹅在游,而另一只小鹅背向着大鹅,与一只小船结伴。问题很明显:她觉得自己失去了家人的爱,所以去寻找自己的爱的空间。

她知道父母是不认同这种想法的,心理防卫机制也会给这种现象找到合理的解释。用沙盘测验绕过了心理防御机制。在后来的家庭治疗中,父母不再强调"弟弟还小,全家人都要照顾他",而是从言语和行动上让她感受到爱没有被剥夺,弟弟激发了父母更多的爱。

应用这种投射测验后,她慢慢康复了。

第五节 咨询师要适当沉默

在日常的社交中,在别人面前出现沉默常常令人尴尬,通常意味着我们自己或者我们同别人的关系有问题。沉默就等同于羞愧和无能,而羞愧和无能都会引发焦虑。但是,在心理咨询中,沉默是一种技术。

在心理咨询的技术中,沉默是最有力量的技术,可以强有力地激发出投射过程。在咨询师沉默时,来访者可能觉得自己躺在接纳并喜爱自己的人的臂弯，也可能觉得自己成为别人藐视的对象，不同的咨询师与来访者，对这技术可能有完全相反的体验。

丈夫背叛了她，在我的咨询室里，一言不发，一直用纸巾擦眼角的泪水。我认为她这是应激反应，最好的应对技巧就是静静陪伴。于是，给她递纸巾，等她诉说。沉默中度过了20分钟后，来访者首先打破沉默，很生气地说："我付你咨询费，难道像傻瓜一样坐在这里一言不发？我能得到什么帮助？"这位来访者把沉默体验成漠视、抛弃或责备。

当然，沉默也可以体验成安全和接纳。

另一位女士与丈夫生了4个孩子，但在家没有什么地位。丈夫事业成功，但在外边寻花问柳，常常骂她，甚至把女人带回家。在咨询中，我选择了沉默技术。最后她感激我说："你是第一个让我有时间想出答案的人。我老公总是不让我开口。"

咨询师和来访者一样，都可能因为沉默而感到不舒服。我问过一些咨询师，是否害怕沉默。他们说通常是自己先打破沉默，为了让来访者放松心情。但真正的目的，也是为了放松自己。

在平常的社会交往中，10～15分钟的沉默显得那么漫长；但在心理咨询中，这种沉默再平常不过了。咨询师常常觉得有必要说些什么，有必要为来访者做点什么。如果在咨询时沉默，一些咨询师会有以下想法：

来访者会认为我没本事。

来访者将会发狂或者失控。

咨询师会发狂或者失控。

来访者就会不喜欢我，会觉得我很愚蠢。

我就成了一个不好的咨询师。

其实,我们应对沉默保持正面的态度。对某些来访者而言,沉默是一种帮助;对另一些来访者而言,沉默却让他们觉得被抛弃。不同的来访者所能接受的沉默时间是不同的。对于后一种情况,你可以先主导谈话,比如轻声问来访者:"你有什么问题只管说,好吗?"或者说:"你现在感觉如何?"这样可以重新开始言语交流。然后逐渐把主导权交给来访者。

要想让沉默发挥正面的作用,必须让来访者适应沉默。要达到这一点,我们首先要坦然面对沉默。留意沉默在日常生活中扮演的角色,尝试沉默得更久、更深入。如果倾向于逃避沉默,就尝试增加耐受沉默的时间,并且关注此时脑海中浮现的想法和情绪。在咨询关系中,沉默提供了一种共同沉思和相互接纳的空间。不要急于打破沉默,也不必活跃气氛,要创造一种自我反思和相互发现的情境。

第六节 与来访者共情

心理医生与其他专业人员应该没有什么两样,都基于理性和科学给病人治疗。但事实上,通常靠理智来解决复杂问题的办法,并非永远管用。有些来访者对自己认定的事情坚信不疑,情绪很容易抑制并推翻理性的思考;有些来访者只看见符合自己偏见和信条的事情。那些自以为上帝站在他们一边的士兵很少考虑上帝把敌人带上战场这个事实。

患妄想症的来访者,50多岁,3年来,一直怀疑自己的妻子与隔壁的一位兽医有染。我问他有什么证据,他说证据非常多。他说:"一次,夜里她借口去小便,5分钟才好,其实是到门口与兽医约会。"我说:"你不是在家吗?"他说:"所以说胆子太大了,我在家也约会。"他说:"平时菜场到家只有15分钟路程,那天她走了20分钟。"我问:"这5分钟能做什么?"他说:"5分钟就是去隔壁约会去,可以做自己想做的事。"我说:"这不是大白天吗?"他说:"所以说胆子大,没把人放眼里。"

子女告诉我:"他现在也不与我们联系了,还怀疑我们不是他亲生的。"

人们经常会陷入非理性的信念。慢性酒精中毒的患者会坚持认为自己可以做到适度饮酒,骨瘦如柴的厌食症患者会截然相反地认为自己很肥胖;眉清目秀的美女坚信自己一双眼睛大小不一致;185cm的小伙子认为自己太矮要自杀;等等。在工作中就遇到很多这样的人,从多次咨询失败中吸取教训,我静下心来,考虑这个世界在患者眼里是什么样子,而不再迫切地把自己所认为的现实推介给他们。

心理医生要有耐心,要善于理解。大多数人"服用"一剂又一剂温和、适时、有技巧的现实,才缓慢而不断地重新评判自己的信条。深陷妄想的人常常觉得他们的"现实"与其他人的现实是不同的。要想让他们自愿地接受现实,心理医生的共情态度可能比理性辩驳更有用。这种共情还会使咨询师免受挫败,而那种挫败会对治疗起反作用。

这位来访者虽然有妄想症,但他仍然渴望爱情忠贞,和一位爱自己的妻子。我当时不该一味地把我所认为的现实强加给他,使他对心理医生的作用产生误解。我后来把如何成为一名有爱及信任的丈夫的角色作为治疗的要点,取得了成功。

第七节　领悟能力强于教诲

心理咨询师的一个重要目标就是帮助来访者自我领悟。自我领悟比咨询师万遍的教诲更强,意味着来访者获得自我成长和解决心理问题的能力。

有的来访者不接受咨询师的帮助,或者认为咨询师的帮助没有用处。这与他们的成长经历及原生态的家庭教育有关。让他们接受帮助或者建议并不容易。例如,父母背叛了他们,或给他们贴上消极的标签等。长大以后,可能不再认为别人对他们会有帮助。他们怀疑咨询师的知识和技能,怀疑咨询师的动机和企图,条件反射般地排斥咨询师的观点、解释和关心等。咨询师不得不花费更长的时间,让来访者相信其与咨询师之间的治疗关系,咨询师的能力、可信度。

一位 30 来岁的女士,有一位姐姐,一位弟弟。在计划生育的年代里,第二个孩子是女孩,是多余的。她在出生没多久就被寄养,7 岁才回到父母身边。父母对她的爱不多,姐姐与弟弟也经常忽略她。16 岁开始与比她大的男人交往,最大的大她 30 岁,多次堕胎,还染上性病。她说是为了温暖和爱。她的确缺少爱。我多次暗示,这些男人不是给她爱,而是一场游戏,游戏会玩腻的。她每次都笑着说:"我知道,我也在玩他们。"

我建议家长改变家庭成员的交往习惯,让她体会到爱,才会使她的认知发生根本的改变。直到她告诉我,想与我分享最近的领悟。结果却发现,她的领悟是我早就提出的建议,当时被她忽略了,甚至被认为是不可取的。咨询师最好不要说"这是我早对你说过的",而是为来访者感到高兴,用仔细挑选的互动方式发起谈话:"听到你有这样的看法,我很高兴,以前我们也探讨过这些问题和看法,你领悟得更深刻,真为你高兴。"

有些来访者难以处理某个艰难的话题时,常常会转换话题,或者以后再考虑。但会把咨询师所说的话藏在他们的潜意识里,在他们觉得安全的时候再细细琢磨、领悟。这种反应模式在幼年就已经形成,并且显著影响到他们同一切人的交往。其认知特点是,认为坦诚与合作是危险的。对父母也未必信任,如果连自己的父母都防备,就不会轻易认可咨询师的资质和建议。他们把自己的需求隐藏起来,来抚慰和支持自己，直到领悟。这种领悟方式更应该得到尊重，更应该小心处理。

第八节　心理咨询的价值与收费

钱不是万能的，没钱是万万不能的。这句话不只是调侃，我们的生存离不开钱，但又尽量不要谈钱，以免被人认为炫耀自己的财富和成功。钱可以破坏婚姻，伤害友情，影响人际关系。家庭也可能存在金钱方面的冲突，或者存在与金钱财物、关心爱护、自我价值有关的其他问题。那么，咨询费如何收？

我刚做心理咨询师的时候是羞于谈钱的，一种奉献的精神让我乐此不疲。很多来访者希望咨询是免费的，他们觉得生活已经很不幸了，心理问题折磨得自己很拮据，自己还要掏钱，这种心理治疗看起来很不公平。对某些来访者而言，为治疗付费似乎是在他们的伤口上撒盐。当然，咨询师常常对收费与来访者付费的感受相同。"我做心理咨询师是为了帮助别人，收费让我感到尴尬。"我们尚不能肯定自己的价值，收费就成了一个很大的挑战。

我记得一件有关收费的咨询案例。当时市心理卫生协会开设了一家心理咨询门诊部，共两层，一楼是普通医学门诊。楼上是心理咨询门诊，布置也更雅致。一位来访者没有预约就到了门诊部，接待人员没有与他口头说明心理咨询的收费事项,直接引导求助者来二楼咨询。咨询 1 小时后结束,来访者下楼没有交咨询费就要离开:"心理咨询怎么要收费? 心理咨询师不高尚怎么给人咨询? 高尚的人不应当收费"当听到工作人员的解释后,他有些愤怒:"怪不得让我上二楼雅座,原来要斩我一刀啊!"最后,我们竟觉自己理亏,没有收他的咨询费。

咨询师对收取咨询费的态度,反映了其对自身价值的态度。免费的咨询看上去是对来访者有帮助,但从心理咨询的效果来说,可能是无益的。因为,没有人会珍惜不值钱的东西。付出越多,越有价值,越值得珍惜,这是人性特点。咨访双方费了大量的时间与精力,结果却不值得珍惜,对双方都有害。

不要畏惧谈论咨询费的问题,要根据自己的经验,以及受教育经历及自己的能力,坦然定价,并公开价格。可以预收费,也要在咨询结束时提醒来访者在离开之前付费。把这样一个禁忌的话题说开了,反而让双方轻松一些,对建立客观的咨访关系更有直接的帮助。

第九节　自我察觉能力和被督导

无论是有创新能力、冲动的咨询师,还是保守、本本主义的咨询师,都会给来访者传授许多相同的东西,比如道德准则、老生常谈和用烂了的名言警句。对不同的来访者和咨询主题,咨询的方法和技术都有重复性。我自己就深有体会。有许多咨询师跟我学习,我对自己的教学及带教能力一直很满意。直到有一位咨询师对我直言:"老师,为什么你给别人咨询时,讲的那些话总是差不多,好像没有经过专业训练的人也会说这些?"

我好尴尬,的确是这样。我常常把一些众人皆知的道理用于心理咨询。在我的咨询记录里,以下这些话总是重复出现:

> 如果你自己没有信心,别人怎么会给你信心?
>
> 你以为别人都在注意你吗?没有人会当你是中心。
>
> 这种症状不会持续很久的,两周以后就会消失。
>
> 在你情绪不稳定时,不要做决定,否则会后悔的。
>
> 我们都害怕孤独,但为什么别人会挺过来呢?
>
> 如果你本来就没有,哪有什么失去?
>
> 没有人会在乎你的,除非你的父母。
>
> 红尘世界充满了诱惑,偶尔做了这事不必太在意。
>
> 感觉到无能为力是一种心理状态,谁都会暂时地失去勇气。
>
> 试图去控制我们的激素水平是徒劳的,有时吃点药管用。
>
> 不要太在意自己做了什么,这世界上总会有一半人高兴,一半人不高兴。
>
> 你在父母眼里永远是个孩子,所以接受他们的

提醒。

想象的恐惧比现实更可怕，所以要勇敢地行动。

你的满意感永远也不会持久，因为人心是个无底洞。

爱情是非理性的，不要去计较谁欠谁更多。

没有危险就没有机遇，要怕什么做什么。

我们害怕出错，那就什么也做不了。

咨询师总是希望来访者按照这些话去做，但自己能做到这些吗？我常常在过了午餐的时间还在接待来访者："要想心理健康，生活必须规律。"就是忘了自己还没吃中饭。在夜里 10 点还在咨询室，对来访者说："作为父亲，要多些时间陪孩子。"

如果没有督导，咨询师会怎样？咨询师要求别人做的事，自己常常做不到，让人觉得咨询师可能很虚伪。一些教授、专家和培训师对别人说温暖、关心、尊重和真诚在治疗关系中有多么的重要，而自己却冷漠、不信任、有控制欲和野心。在大声强调要给予来访者共情时，自己却充满自恋和纵欲的倾向。

咨询师与其他职业一样，多数从业者是值得尊敬的，但有些人却令人厌恶。如果没有督导，他们可能是冷酷、放纵、以自我为中心和有政治企图的，这些人会仰仗技能和权力去利用和伤害他人，包括来访者和同行。

好在咨询师的职业是幸运的，我们的工作本身就是在自我治疗。我们善于评估并安排时间；我们受过专业训练，所以察觉自身压力的能力很强；我们对一些特定的警告信号非常敏感，会察觉到睡眠紊乱、坐立不安、身体和心理感觉失去平衡等潜在的问题，我们会采取行动自我纠正。

我们的同行正是助人的专家。从人际关系的角度来看，我们在行业中有丰富的人际支持资源。只要愿意，我们就可以得到他们积极的反馈、良好的指导和充分的关怀。

我们这一职业提供了自我实现的可能，工作越久，我们越需要同行的督导。

第十节　心理咨询过程中的自我成长

心理咨询师个人和职业生活的密切联系，使我们对于成长的渴望有时超过对金钱、名望或自由的需要。

陈女士在成为心理咨询师之前，从事幼儿教育。4 年前，她的婚姻出现了问题，她总是怀疑自己的先生与别的女性有不正当的关系，大吵三六九，小吵天天有。在 5 个月的心理咨询后，他们的关系才有了改善。于是她考取了心理咨询师，并从事专职的心理咨询工作。

"收入和名望固然是目的之一，但我更多的是为了保持自己的身心健康。"

据调查，有一些心理咨询师入行的确是为了自我治疗，无论这是有意还是无意。著名心理专家谢尔顿说："我从事心理治疗不只是为了帮助不正常的人,而是为了使自己保持精神健康;不是为了治疗他人,而是为了治愈自己。"

现实生活中,人们对心理咨询师的身心健康是有所怀疑的。心理咨询师每天与有心理问题的人打交道,日积月累,心理难免出问题。我工作这么多年,也一直怀疑自己的心理可能出了问题:排长队不耐烦;开车看到别人插队,不时暴粗口;对朋友的建议,不假思索地怼回去。妹妹告诉我说:"你那天对母亲说了什么难听的话,老人家独自难过了好几天。"不胜唏嘘。

当然,作为普通人,心理咨询师肯定有自己的心理冲突、情绪宣泄及心理防卫。但从事心理咨询工作会使人保持心理健康,因为每天自己都在接受治疗。

掌握注意力高度集中的本领。工作中,难免有汽车的噪声、电话的铃声、手机短信的提示声、咨询室外的人声传入耳朵,我们要学会进入冥想状态,达到自然心静。我们常常自称与修行者不差上下。

学会生理上的自我约束。有时累了想伸个懒腰,却怕来访者抱怨;有时膀胱充盈想去洗手间,怕来访者认为不尊重他;饥肠辘辘时,也只能吞口水,不能拿零食充饥,怕戴上无医德的帽子。

学会巧妙地问答提问。来访者总是会问"我什么时候能好?""我到底做错了什么?""你觉得我这个人怎么样?""你是不是很喜欢我?""咨询这么久了,我怎么没什么好转?""你是不是也有心理问题?"等。这些是咨询师最害怕和最难回答的问题。但我们都得回答，无论是当场还是另外的时间，可以闪躲，无法逃避。我喜欢棒球运动，从直接平球中得到了回答这些问题的诀窍：我们跳跃并闪避，接到一些球并侧身躲过另一些球。

最重要的是，每天与不同的来访者交流，谈论我们知道的，或者自以为知道的事物。但我们只能教给来访者我们理解的事情，总是用积极、有益、理性的观念改变对方。总是有两个人在听：来访者与咨询师本人。时间一久，就成了咨询师的自觉认知，咨询师总是会得到自我鼓励：让我们感到能回答生活中最困难的问题并理解人和事物。

工作中，来访者也在帮助咨询师成长。

有洁癖的来访者以前看到垃圾车就非立刻洗手不可，现在能控制自己"与脏共存"。他接受不良症状并与之共处。从他身上我也学会了与我的不良症状相处。

有边缘型人格障碍的来访者每次都说上一周咨询有效果，但这周情绪又变糟糕了，但仍然耐心接受我的咨询。我从中也学会了成功需要忍耐。

这是多数咨询师问题多样性的一个侧面。当然，来访者面临的问题也具有相似性。可以想象，积极自我治疗重复多次，心理会产生积极效果。

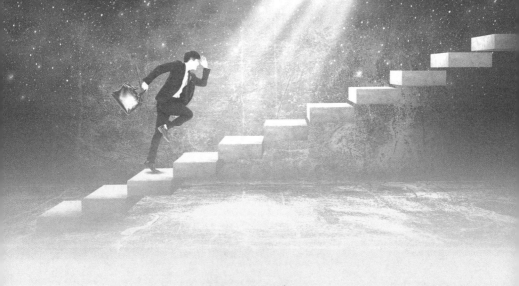

第二篇

常见案例督导分析

第七章

职场冲突

第一节　选择适合个性的职业

　　深圳某公司一名员工坠楼后不治身亡。自杀事件引起全社会不小的震动。人们多认为,工作压力使员工不负重荷,走向绝路;也有人认为是该企业文化过于窒息,使员工心理难以放松。这样来归因并不全面,自杀,更多的是个人的因素,是个人对待生活的一种态度。真正给予个人压力的是整个社会,例证就是自杀现象在其他群体和领域中也存在。

　　在该公司,40万员工面临同样的企业文化和压力,选择极端方式抗争的人毕竟是极少数。说明大部分人适应了这种企业文化,而少数人不能适应。个性不同,其职业心理压力也就不同。

　　走向职场的每个人首先要先了解自己的个性。一般认为:胆汁质的人热情、直率、精力旺盛、勇敢积极,适合做开拓性的工作,只要克服自制力不足的毛病,进入商界会有不错的成绩;多血质的人活跃好动、表情外露、善于交际、适应性强,适合从事多变和多样化的工作,记者、管理人员、律师、公关与人事工作很适合他们;黏液质的人安静稳重、善于忍耐,从事一些固定但需细心谨慎的工作,如文秘、行政主管、收银员等;抑郁质的人细心谨慎、感情细腻,能够与别人很好地相处,胜任委托,能够克服困难,适合做护士等。

但要求求职者都找到适合自己个性特点和职业心理特点的职业,是不太现实的。

企业在招收员工时,只能看到学历和能力。近年来,国外出现一种新观念,认为性格比能力重要。如果一个人能力不足,可通过培训提高,总可以开发出来;一个人的性格与职业不匹配,要改变起来,就困难多了。简单地说,如果情绪易激动,起伏波动较大,控制力较弱,就不能从事股票交易,否则跳楼有可能成真。

减轻职场心理压力的方法很多,了解个性特点,与职业匹配,则能大大减少职业心理压力所带来的严重后果。当然主张每个人一到社会就明确干什么,并不太现实,必须经过一个过程。总之,不会选择合适的职业是不明智的。

性格决定命运?性格在很大程度上来源于后天的培养,别对自己说它是无法改变的。每个人在社会中都会因为这样那样的原因而改变原先的性格,这种改变未必是坏事。

最后呼吁,给个性和职业选择一个磨合的机会。

督导要点

1. 咨询师建议来访者做一份相关的心理测验,使来访者了解个性和职业的关系。

2. 咨询师要使来访者接受一个观点:个性并无好坏之分,只是有些职业更适合某种个性。

3. 个性是可以改变的,能力和性格都是可以改变的。

4. 职业与个性之间可以磨合。

第二节　民营企业家心理之殇

某省十佳青年企业家、某公司董事长在办公室自缢;某厂老板不能承受非法担保带来的还款压力,服毒自尽;曾经叱咤中国资本市场的掌门人从高楼一跃而下……

自杀的原因是多方面的,有经济原因,有情感因素,有学业问题等。由于经济起伏、竞争加剧,及人际关系紧张,自杀率每年在上升。青少年自杀一直是社会关注和研究的热点。当地专家谈起青少年自杀都表现出痛心和无奈。

企业精英的自杀行为更深深震撼了民众的心。直接的原因可能是管理失败或者经济运行出了严重问题。中国的企业家,尤其是民营企业家,面临的压力不仅仅是管理方面,还有企业运行的大环境。经济环境的恶化使患抑郁症的企业家人数大增。一部分人选择改行或出国逃避或淘金，个别人选择了自杀。

当然，这些并不是自杀的真正原因。因为，许多人面临同样的问题，而自杀的毕竟是极少数。所以，有必要从根本上究其原因，才不至于因噎废食，把解决问题的方法作为焦点。

心理认知的扭曲是自杀的关键。认知心理学认为，事件或问题本身是中性的，没有什么好或不好，决定我们开心或沮丧的关键是对问题或事件的看法。我们认为事情不好，那么情绪就会低落。有时，面对无能为力的问题，就要改变对问题的看法和态度。许多自杀的青少年或企业家，往往认为进入死胡同，只能以死解脱。殊不知，换个角度就活了。不要认为自己的责任是无限的。我们有权力表现自己的有限，弱者的姿态本身就可以使人暂时逃避身心的疲惫。也不要认为飞得越高越好，问问自己飞得累不累，累了，就歇歇，放松是为了下次飞得更远……

谁向他们提供这方面的服务？当然是心理医生或心理咨询师。心理咨询的专业人员不多，而且，许多人不愿意找心理医生解决问题。所以，营造一种和谐的社会氛围，就成了解决自杀等极端心理问题的关键。社会需要企业精英，当精英出现时，就自然会在聚光灯下。有些精英虽然具备成功的心态，但并不具备承受寂寞的素质。人生路上总是跌跌撞撞，总有暂时失去勇气的时候，反差可能使人走上绝路。社会应该给精英们一个空间，使他们有时间反思和疗伤。毕竟,在辉煌之后可能会有一段时间沉寂。

企业精英更要给自己一个和谐的发展空间。成功时要想到可能的失败和困难。人生如波涛,有起亦有落。如果精英把成功看成一个阶段,而不是永恒,心态会平常得多。认为自己应永远成功,那就是与"自然"为敌了,必将被生活击败。人在浪尖上时,知退的不多,要学习生活的哲理。

督导要点

1. 企业心理援助一直是心理健康的软肋。企业家一般不愿意承认自己有严重的心理问题。

2. 企业中的心理健康咨询一般是以点带面,点面结合。心理健康的宣传及普及非常重要。

3. 企业家心理咨询可采用多种形式,如网络、电话、面询等。

4. 结合团体心理辅导效果最佳。

第三节　如何应对考试焦虑

一位高三学生告诉我,有许多的月考和模拟考试,考试前总是睡不好,还伴有恶心、呕吐、体温升高等。其实他并不害怕考试,主要担心的是高考出现这种情况,该如何解决。

这位学生的情况比较多见,属于考试焦虑症,表现是每当面临重要的考试时，会出现紧张、不安等现象，甚至出现恶心、呕吐、大小便次数增加等，而失眠是最常见的症状表现。这些都对考生的成绩造成较大的影响。

产生考试焦虑症的原因很多，如担心成绩不理想、对考试的成绩期望过高等，还有一个重要的原因就是受到心理暗示，如告诫自己"不要怕，会睡着"，或认为自己对"考试不在乎"等，其实也是一种压力和负担，可能也会影响到睡眠。他的情况就属于这一种。

解决考试焦虑而造成的失眠，方法很多，主要有以下几种。

不要过于重视考试的结果。失眠的原因就是害怕失眠会给考试成绩带来影响。"睡不好，大不了这次月考或模拟考成绩差一点"，反而心里没有负担，就可能睡好了。

平时作息规律。越是临近高考，越要有规律。高考前才想保持合理的作息，恐怕来不及了，生物钟不能很快调整过来。

睡前习惯也很重要。洗热水澡或喝牛奶对入睡有帮助，在难以入睡时做深呼吸也会有效。在睡前做些剧烈的活动是错误的，会使人兴奋反而难以入睡。睡不着时数数也是不可取的。

如在考前真的出现失眠，可以使用抗焦虑的药物。这些药物没有明显的副作用，且疗效较好，受到学生和家长的欢迎。对一些考生来说，有这些药物在身边，即使不服用，也会对睡眠有心理暗示作用。

第四节　融资难的心理困惑

"我以前很难理解有人去跳楼、去自杀,总认为好死不如赖活着。可是,这一个月来,我渐渐认识到,我能理解这种行为……"听了王先生的话,我心中一惊,因为王先生已有自杀的念头。

他是一家企业的老总,上半年生意不错,生产规模进一步扩大。但随着金融政策调控,从银行贷款的难度越来越大。本来生产的规模是建立在贷款的基础上,企业自然就出现了困难。屋漏偏遭连夜雨,股东找借口抽走资金,使他雪上加霜。王先生告诉我:"年底了,我要付厂房的租金,要付工人的工资,还有生产资料的钱。可是,我到哪要钱,不如死了算了。"

中小企业老总咨询的人数大大增加。主要症状多是睡不好、情绪激越、易怒、有轻生念头等。原因大多与生产资金出现困难有关。

心理问题、心理疾病的产生，与社会因素有密切的相关。出现任何一个较重大的社会问题，很快地会出现相应的心理现象。如"非典"以后，就有很多强迫症"洁癖"行为出现；社会重视艾滋病的时候，就出现许多疑病性神经症的患者。银根紧缩，某些企业老总会出现心理疾病，尤其是焦虑症和抑郁症。

我采用的是认知治疗法。因为，许多企业的老总也碰到资金短缺等类似的问题，为什么别人能解决，而王先生他们为什么想到死呢？我问王太太："你认为真的到了死胡同吗？"王太太说："根本没有，虽然我们现在的确碰到资金问题，但还有许多其他融资途径，他其实也明白，可就是情绪低落。"

我对王先生说："想想最坏的结果，你最终会失去什么？"王先生说："也许是利息多点吧，但我能承受。"我说："是的，生命和尊严总比利息可贵吧！"在与王先生的咨询中，我还采用了对比法等，最终使他放弃了轻生的念头。

与社会现象密切相关的心理患者的心理素质存在着一定的问题，比如不能更深入思考问题，只能看到近期的现象，具有一定的冲动性和盲目性。一位从事鞋业的老总总是在一定时间内出现情绪低落现象。后来发现，他在市场销路好的时候，总是情绪亢进，扩大生产规模，而不计市场可能出现的饱和现象；一旦产品滞销，情绪马上低落。

对于做实体经济的民营老总，融资、贷款难是他们不得不面对的问题，以后还会有人出现类似的心理疾病。但我们也应该看到,同样的逆境下,有些人却安然无恙。因为,没有走不过的坎,有心理问题不必绝望,方法一定会比困难多。

督导要点

1. 心理咨询并不是帮助来访者解决具体问题,而是帮助他知道如何合理看待问题。认知疗法是关键。

2. 来访者与家人谈及轻生念头,往往是一种求助信号,不要忽视。

3. 心理测验建议先用 HAMD、MMPI 等工具,更加客观。

4. 要定期进行家庭治疗,共同帮助来访者。

第五节　有些个性不适合炒股

一位自称"股坛老将"的职业证券人告诉我:在过去的 3 个月里,由于股票行情跌宕起伏,心情也随之波动。一到周一,心里就很紧张,看着跳动变幻的数字,眼睛花了,血压高了,恨不得今天就是周六,才能有两天的舒心日子。这不,现在就是失眠来看心理咨询了。股坛老将尚且如此,一些新涉股市的菜鸟们就更要看看自己的心理是不是适应风险莫测的股市了。

股市是个开放的市场,只要有兴趣、有财力,谁都可以进入。但像其他职业一样,并不是什么人都可以"上市入市"的。因为每个职业都有所谓的职业个性。如果违反这个规律,就会吃苦头。在过去的几年里,由于股市的变化而导致心理失常者大有人在,一些人甚至走上绝路。

以下性格的人在入市之前不妨先问一卜自己"我行吗?"虽然什么事都由不行到行,但不是每个人都会有接受这个过程的心理素质。

过于胆大者。这些人表现为偏激,自我评价过高,刚愎自用,在买进股票时常坚信自己的片面判断,听不进任何忠告,抱着"撑死胆大"的想法。当遇到挫折或失败时,则迁怒于别人。他们其实对股市的投资理论和技巧不甚了解,只会贸然入市。可能会有短暂的盈利,但常常因此被套牢在高位,可能导致长久的亏损。

过于恐惧者。这些人表现为随大溜,人云亦云,缺乏自信,无主见,遇事优柔寡断,总是按别人的意见做。进入股市则盲目跟风,稍有风吹草动,就惶惶不可终日。恐惧常常会使投资者发挥失常、判断失误,并最终导致投资失败。

过于焦躁者。他们表现为情绪极不稳定,大起大落,自控能力差,极易受环境的影响;赢利时兴高采烈,忘乎所以,赔钱时灰心丧气。焦躁心理是炒股大忌,会使投资者操盘技术大打折扣,不能冷静思考而做出无法挽回的错误决策。他们不仅最容易失败,也最容易灰心。

过于心存侥幸者。他们对股票期望过高,对达不到目标耿耿于怀,自怨自责,其表现为随意性、投机性、赌注性等。实际上,炒股是一种投资行为,和其他的实业投资行为一样,都有投入有产出、有风险有收益。

有这些心理素质者都缺乏突变应对的认识和分析,更缺乏心理承受能力,最容易造成经常性或突发性的"急性炒股综合征";轻者怨天尤人,长吁短叹,产生恐惧、幻觉、焦虑、妄想等心理障碍,重则精神完全崩溃,因而发生精神疾病或自寻短见。

想驾驭股市,就必先战胜自我。战胜自我,也就是从心理的不平衡慢慢地转到心理的平衡。

要相信自己。自信是任何行业成功的首要条件,相信自己的能力,相信自己能够学习所需的技能,且在实践上获得成果。

要诚实地面对自己。无知的狂妄自大是做人失败的主要原因,炒股也是如此。

需要独立的判断能力。不要人云亦云,要用自己的经验和直觉评价,当面对不同意见的时候,静心地思考一下对方的理由。

热爱选择的行业。不能把炒股当成成名致富的捷径,要热爱炒股所提供的挑战,在工作中得到乐趣。

督导要点

1. 咨询师要尊重来访者的个性及人格特点,个性没有好坏之分。

2. 不同的个性有与其匹配的职业。

3. 在咨询中不能对来访者做出具体的炒股建议。

4. 在肯定来访者的成绩的同时,提出心理学上的建议。

第六节　职场心理疾病也是职业病

一位护产科的护士,工作已有十余年。她对我说:"我现在一到科室,要做的第一件事就是反复洗手,怕被病人污染;第二件事就是反复核对器械,生怕因遗漏给病人造成伤害。这样的检查都到了让自己和同事无法接受的地步,但还是控制不住地要做,我快崩溃了⋯⋯"

这是我一个月里接待的第 14 位与职业有关的心理疾病来访者,她得的是强迫症。这类病多发于某些特定的职业,如财务人员、医护人员等有重大责任的从业者。

从近 3 年的心理咨询案例分析来看,焦虑症、抑郁症、强迫症、恐惧症等已悄悄成为职场的另类职业病。

年仅 26 岁的某科技公司员工张某在深圳某小区的楼道内自缢身亡。他生前曾多次向亲人表示工作压力太大,并两度想要辞职。因职场压力而出现的类似悲剧还很多。

中国健康型组织及 EAP 协会曾借助专业调研平台进行了"中国企业员工职业心理健康管理调查"。调查结果显示,99.13%的在职白领受"压力""抑郁""职业倦怠"等职场心理因素困扰；56.56％的被调查者渴望得到心理咨询，但从未尝试过；79.54％的职场人士意识到职业心理健康影响到工作。职业心理问题不但影响到员工的身心健康，也为企业带来巨大的损失。

预防职场心理疾病，需企业采取有力措施，帮助员工降压减负，关心并保护员工的身心健康。其实，关心员工的心理健康，也是企业发展的保障。美国经济学家西奥多·舒尔茨和加里·贝克尔提出，人力资本是企业竞争力的最主要因素，而心理健康问题会严重影响人力资本的质量，因而影响人力资本的收益。美、英等国家为了避免这种"损失风险"，普遍采用健康管理，帮助员工解决职业心理健康问题，解决员工及其家属成员的各种心理问题，提高员工的绩效。员工本人应学会职业压力自我管理。以下的几个方法也许值得借鉴。

不妨放慢工作速度。如果被紧张的工作压得喘不过气来，最好立即把工作放一下，休息一下，可能会做得更好。

也可以找人倾诉。被悲伤、愤怒、急躁、烦恼、怨恨、忧愁、恐惧等情绪所占据时，可以大声地喊出来或哭出来；同时，要勇于向亲友倾诉、唠叨，在他们的劝慰和开导下，不良情绪便会慢慢消失。

要学会睡眠减压。充足的睡眠也可减少压力，为了健康，最好在晚上 11 点之前上床。很多白领都习惯于工作到深夜一两点，甚至更晚。睡眠不足，很容易引起心理问题。

要与人为善。良好的人际交往与事业的成功相辅相成，它们的关系是互动的。

最重要的是要尽量挤时间和家人在一起,要注意丰富个人业余生活,发展个人爱好,彻底放松自己,享受自己的时间。

督导要点

1. 职场心理团体心理辅导与个案辅导相结合。

2. 个案辅导以支持性心理咨询技术为主。

3. 用人单位与家庭心理部门要多参与,尤其是用人单位应直面员工心理问题。

4. 家庭心理辅导的介入至关重要。

第七节　心理医生的情绪突围

一则来自美国军队的消息震惊了世人。陆军少校哈桑——一位精神心理疾病专家,枪杀了 12 名战友。哈桑本来是被派往伊拉克做美军心理咨询工作的,有多年的精神心理疾病的工作经历。人们在对美国屡屡发生枪杀案件震惊之余,可能有疑问:为什么本来做别人心理咨询工作的人,却做出如此血腥的事?

我们从媒体报道的资料,来分析哈桑的心路历程,了解心理医生的情绪突围方法。

偏执式的宗教信念与心理健康。哈桑是阿拉伯裔美国人,信奉伊斯兰教。他平时就对美国军人在阿拉伯的做法不满,多次发表反战言论。他同情自己民族的处境,也可能对美国屠杀与他有同样宗教信仰的人有仇恨。而一起在胡德堡陆军基地的人,与他一样,将去伊拉克作战,这使他有杀人动机:阻止他们去杀与自己有一样信仰的人。

心理医生有宗教信仰是正常的,但过于偏执,可能导致对其他信仰的人的认知不客观,甚至导致过激行为,自己的心理问题也可能受到极大的干扰。因此,心理医生的宗教信仰值得重视。

生活冲突与心理健康。据了解,哈桑的个人生活并不幸福。他39岁了,但还没有结婚;在几个部门工作过,也是成绩平平,人际关系也不佳;他的少校军衔也是去年刚授的,别人这时候都可能是上校了。生活的挫折会使人沮丧,一旦遇到不顺心的事,容易出现心理问题。

心理医生的生活不能处于严重的冲突之中,越简单越易掌控。心理有冲突的人不适合从事心理咨询工作。偶发冲突时,应该暂离工作岗位。

负性生活事件与心理健康。哈桑在军队医疗机构中从事从伊拉克返回的士兵的心理辅导工作,这些士兵往往有战争综合征,如失眠、冲动、激越、自杀等。长期与这些人在一起,使人的情绪和行为有消极变化。他本来可以做心理督导来消除自己的压力,但他糟糕的人际关系可能使他没有这种机会。

心理咨询师的工作必会带来负性情绪,因此,心理督导很重要。同样,定期离开岗位休假也是很有必要的。

对于心理医生在工作压力下的情绪突围,以下两点最重要:

性格要适合做心理咨询工作。如果性格过于内向,而不善于通过人际沟通消除自己的困惑,那么不要进入这个领域。

生活不要总处于冲突之中。这会让自己在帮助别人的同时,背上过重的心理负担。

督导要点

1. 每个职业都有固有的心理问题,都需心理援助。

2. 职业心理工作者有部分是因自我疗伤而从事该职业,更要定期督导。

3. 定期离开工作岗位休养是自我心理治疗的常见方法。

4. 咨询师必须接受定期的心理督导。

第八节 高考的心理调适

高考前心理咨询的高三学生有所增多,特别是一些平时成绩好的学生,随着高考的临近,紧张、焦虑、恐慌等各种情绪交杂。在高三复习开始进入白热化的阶段，情绪波动对学生来说有利也有弊，这一阶段尤其要注意心理状态的及时调整。

案例1 就读于重点中学的小梅平时学习成绩非常好。今年1月份报名参加了上海复旦大学的自主招生考试。眼看着面试的日子越来越近了，只要一想到面试，小梅就害怕得全身颤抖，想极力避开。她害怕面试官的目光审视，她更害怕面试官的提问。

案例分析 小梅是一个非常优秀的学生，父母对她的要求很高，期盼她能早日成为名校、名系、名师的好学生。小梅自己也希望在自主招生中有非凡的表现。但小梅从小学开始就不敢在课堂上举手发言，平时说话也轻声细语的。所以，小梅为自主考试可谓饱受煎熬，心身疲惫。

心理辅导要点 考生应该以平常心面对自主招生，太刻意地准备和过分地看重自主招生考试其实都没有必要。针对小梅的症状，施以系统脱敏，既当咨询师又当监考考官，诱导小梅缓慢地暴露出导致焦虑、全身颤抖的情境，再通过心理的放松状态来对抗这种焦虑情绪，从而达到消除焦虑或恐惧的目的。

案例2 高三男生小夏最近很苦恼。随着期末考的临近，他去厕所的频率越来越高，一个早上会上厕所五六次。课间休息时间，他不在厕所，就在去厕所的路上。而且，只要一想到考试，他就会恶心、打嗝。

案例分析 小夏的家人曾带他做过一系列的肠胃检查，

结果显示正常。他的表现其实是一种典型的考试焦虑症。此类来访者还会伴有一定程度的注意力不集中、睡眠质量不佳、心慌等不适症状。适度的焦虑和期望值有利于任务的完成。但如果期望过高，则容易导致心理压力过大、焦虑程度增加，因而影响正常发挥。

心理辅导要点 小夏的表现很具代表性。对于这类来访者，应施以渐进性放松疗法。在安静状态下，患者依次放松手掌、肱二头肌、肱三头肌等，直至放松全身肌肉。训练要领是先收紧某一部位的肌肉并体会紧张的感觉，持续10秒钟左右；然后放松，并体会放松时的感觉。如果做一遍达不到情绪平静的效果，可再做一遍。经过一段时间的练习，便能够在很短的时间内进入全身放松状态，达到自我调节的目的。

案例3 复读的女生小玲近日来到心理门诊室，要求医生马上让她的考试恐惧症消失。小玲去年考上了二本。但是，她认为自己在高考时物理和数学没发挥好，想通过复读进入自己心仪的大学。但模拟考中，小玲的数学考试发挥得又不是很好。老师也着急了，再这么下去，小玲可能今年高考成绩还不及去年。

案例分析 接连两次数学考不好，这在小玲心中留下了很深的阴影，让她对这门课产生了恐惧。而且，老师着急，也无形中使小玲夸大了自己的恐惧心理。

心理辅导要点 通过考场模拟，让小玲每两天做一份数学试卷，让小玲父亲担任监考官，考试时间也与高考要求相同。此外,给小玲一些心理暗示,写一张"今年一定好过去年"的小纸条,让她慢慢重拾信心。几轮咨询下来,小玲的考试恐惧症得到了有效的缓解。

每年高考来临前,学生都会有或多或少的压力。对于学生来说,准备充分很重要,不要把大量的心思放在"万一我考不好了怎么办?"等不可预见的问题上。同时,学生们还要调整对高考的认识上,不要过分夸大高考的意义。如果把它看成一场类似小学升初中、初中升高中的升学考的话,学生们可能就不会太过紧张了。

督导要点

1. 学生高考、中考心理问题是咨询的热点,咨询师无法回避。

2. 咨询师要深入了解考试全过程中考生的心理变化,如复习、考试、考后、择校等的心理问题。

3. 建议家族咨询与个人咨询相结合。

4. 支持性心理咨询是主要的咨询方式。

第九节　从被包养到杀人

女学生、大款、包二奶、小三、雇凶、碎尸……一则集合这么多关键词的社会新闻被迅速传播。某大学 19 岁大二女生张某雇凶杀害包养她的情夫,亲自操刀,残忍地将情夫尸体斩开200多块。

女大学生傍大款,或者被包养做"二奶",媒体上早就有所披露。作为大学老师,我一直以为是个例,并未过多思考。直到发生这样残忍的血案,女大学生被包养才引起我更深入的思索。

据报道,吉林省妇联于2006年末至2007年初对吉林大学、东北师范大学、延边大学、长春税务学院和长春工程学院共5所高等院校的女大学生进行了专题调查。对"傍大款"、做"周末二奶"的看法,有21.2%的人认为"很正常,每个人追求不同",有33.7%认为"无所谓,但自己不会去做",1%的人表示"赞成,有机会自己也会这么去做"。这可是个不小的比例,出现这种现象的原因值得深思。

也许物欲的诱惑是很大的因素。对一些有虚荣心理的大学生来说,尽管她们的主要任务是学习,但常常与花花世界接触,迷恋物质,过多地被社会不良风气影响,忽视了精神层面上的熏陶,难免会变质。如这位女大学生,常常光顾消费水平很高的KTV,也喜欢跳舞和泡酒吧。张某的家庭并不富裕,也许傍大款是她的"选择"。

被别有用心的男人利用是另一个重要因素。一些所谓成功的男性,利用女大学生比较单纯的心理,用小恩小惠诱惑,再利用她们怕被人知道而受处分的心理控制他们。更有甚者,以包养到女大学生为荣而相互攀比。这更应受到强烈谴责。

大学生心理健康教育不容再忽视。本案暴露了大学生中存在的狭隘、堕落、残忍等人格缺陷,缺失价值观在大学生中更具有普遍性。大学不能教会学生怎么做人,悲剧就很难避免。除了学习专业知识,进行思想政治教育外,还应系统地进行心理健康教育,以树立正确的价值观、人生观,培养健全人格和健康心理。

特别要指出的是,对这些行为,不能简单地认为与家庭经济困难有关。虽然目前大学生的学习和生活费用很高,但一定不是被包养的理由。因为女的能被包养,男的怎么办?出身贫困家庭的男大学生是否都已经失学?

不堪回首韩国籍美国学生赵承熙枪杀 32 人后自杀惨案。只希望这是最后一个血案,也希望所有的大学生人格健全,心身健康。

督导要点

1. 大学生群体是心理辅导的重点对象,要定期开展点面结合的心理咨询。

2. 正确的"三观"教育可减少大学生心理问题。

3. 团体心理辅导、朋辈心理辅导是重要的咨询形式。

4. 认知行为治疗是个案咨询常见的使用方法。

08

第八章

心理危机化解

第一节　车祸后的应激障碍

高二学生小刘在家附近开摩托车不慎将一老人撞死。从撞车,到抢救,直至抢救无效死亡,小刘目睹了整个过程。3个月来,他闭上眼睛,就想到那血腥的场面,心里就发慌。一到事故地,整个人就会出现颤抖、头晕、恶心,马上要离开。近两周来,不能入睡,注意力不能集中,不能坚持学习,于是来心理咨询。

小刘得了创伤后应激障碍(PTSD)。这种心理障碍是对威胁性或灾难性应激事件的一种延迟或迁延性反应。

其特征是创伤后有一个潜伏期(从几周到数月);持续感觉麻木,情感迟钝,快感缺乏,与人疏远,对周围环境缺乏反应;回避可能引起创伤回忆的活动或情境;创伤经历反复活生生地闯入记忆(病理性重现)、梦境;常伴有过分警觉的植物神经系统功能失调、惊跳反应，或失眠；这些症状常伴有焦虑和抑郁，自杀想法也不少见；病程波动，少数人呈慢性病程，迁延多年，最终可成为持久性人格改变。

看来，他的问题要及时解决。我给他的咨询方案如下。

家人的帮助很重要。要把心中的痛苦说出来，家人要耐心地听他诉说，并多主动陪他。因为这些痛苦是不能压抑的。听的目的是安慰他，把问题化小。

要敢于回忆这些场面，不回避，可有意到事故现场，去体验那种不安。因为克服恐惧的最好办法是面对和暴露。

我还为小刘制订了自由联想的办法。让他轻松地躺在咨询椅上，在音乐的配合下，让他在一种轻松的氛围中谈自己的事，包括痛苦的感觉。咨询师表示理解，并对其中的某些痛苦经历进行重新解释，使他减轻痛苦。

运动和社交是消除 PTSD 最好的方法之一。我制订了每天 20 分钟的活动，并且让他参加集体心理治疗，在团体咨询的氛围下消除问题。

小刘最终走出了阴影。

PTSD 的解决要点就是要及时，不要等到问题严重才想到心理咨询。正确的做法是，当一人受到重大刺激时，或执行重大任务时，在第一时间进行心理咨询和辅导，消除应激源。所谓心理危机干预就是这个意思。如果小刘当时想到心理辅导，现在问题会少得多。

督导要点

1. 对于应激障碍的案例,咨询师首先要全部接纳来访者的情绪。

2. 将支持、安慰、保证、引导等支持性心理咨询技术贯穿咨询过程。

3. 咨询师的言语要慢、柔、平。

4. 咨询中来访者情绪有波动时,咨询师要有足够的定力。

第二节　震后余生的小女孩

与小女孩天真的对话总回旋在我的脑海。"小妹妹,你还认识我吗?""叔叔,我不认识你。"小女孩的母亲提醒她:"这位叔叔是几天前送音乐盒给你的人,怎么不认识啦?"小女孩说:"哦,你不像,那天你穿白大褂。"

这位小女孩是来自地震灾区的伤员。她与40多个幼儿一起被埋在教室里。据其母亲介绍,她目睹同桌当场遇难,在埋几个小时以后,被救了出来。在医院里,又知道其他伙伴的死讯。她的左腿骨折感染,疼痛难忍。她白天想念同学,怕地震再次发生,稍有动静便恐惧不已;每到晚上,就会说怕,要搂着大人才稍稍平静。即便这样,还会常常梦中醒来,哭喊不停。

小女孩的问题就是创伤后应激障碍。一般来说，受到巨大的心灵创伤以后，如有条件，要及时进行心理辅导。心理辅导要点是让他们尽量倾诉自己的痛苦，让悲伤经历一个完整的过程。这对今后避免出现严重心理问题至关重要。

我接到这位小女孩的心理辅导任务时，已是灾难发生后的第三周了。这时候的心理辅导不同于地震刚刚发生后的那种心理危机干预。因为心灵伤口有些弥合，在进行心理辅导时，原则上尽量不要再揭他们心灵上的伤疤，使他们渐渐远离梦魇，找回曾有的美好，对明天充满憧憬。

心理辅导的另一个关键点，就是与伤员建立良好的咨询关系。但受到创伤后，伤员并不一定接受心理辅导。所以，要短时间内让他们与心理医生建立良好的咨询关系，不能按普通的心理咨询门诊处理。心理医生的经验总结就是"要暖心，必先暖胃"，也就是说，要让他们先有现实的体会：心理医生真的关心我。

在确定心理辅导的原则后，我们用心准备了一个非常漂亮的音乐盒作为礼物，送给这位小女孩，使她能接受我们的辅导。果然，当听到美妙的声音后，她真的很开心，边玩边与我们聊。尽量避开谈地震的情景，而是与她一起回忆她所喜欢的东西，与她一起唱她喜欢的歌，做她喜欢的游戏，回答她的提问等。在近一小时的辅导中，小孩子特有的天真无邪渐渐显露出来，并开始做些上肢的活动，脸上也多了许多笑容……

对小女孩的心理辅导仍在继续，许多情况正如我们的预想在好转，但预想不到的竟然是第二次见面不记得我了。也许她渐渐忘掉了灾难，包括为了帮助她淡忘灾难的心理辅导，这或许对她更好。

督导要点

1. 地震、台风、重大交通事故等导致的心理危机处理是咨询师要掌握的重要咨询技能。

2. 把来访者的生命安全放在第一位，之后才可以进行心理辅导。

3. 咨询师要让来访者接纳自己，要准备必要的小礼物。

4. 心理咨询以倾听为主，并表示理解。

5. 咨询师要有健康的心理素质。

第三节　我有末日恐惧症吗

王先生在妻子陪同下来到心理咨询室。一见到我，王先生就嚷道："我没有什么问题，我只是为你们好"。我连忙让他坐下来，对他说："你有没有问题，医生了解了就能够作简单的判断。"王太太说："这半年来，他每天说 2012 年 12 月 21 日快到了，人类要灭亡了，让我们什么都不要做。还不断地打电话、发短信给亲戚，让他们相信他的话。自己每天在家不知做什么,神秘兮兮的。我觉得他有点走火入魔了,让他来向你咨询下。"我深感同情,对王先生说:"科幻灾难片看多了吧?看看路上行人匆匆,都是为了生计,可不是在为12月21日做准备的。"

王先生大概是我这一年来接待的、担心2012末日说的第23位来访者,自从电影《2012》在2010年放映以来,总是有来访者向我提起这件事。随着2012年末的临近,这种人的数量增加了不少。

张小姐今年26岁,白领,平时性格内向,就连影视中的血腥镜头也不敢看。自从看了《2012》以后,电影中的灾难场面总不断地出现在脑海里,如影随行,挥之不去。她不断地在网络上搜索2012是否真的会发生这些事,明知没有必要,却无法摆脱。实在不能克服这种心理,于是来寻求心理帮助。经心理诊断,发现张小姐患上强迫症了。

上官先生,30岁,是淘宝店主,也是一位天文爱好者,已坚持订阅《天文爱好者》杂志16年。通过他对天体的研究,结合玛雅文明的预言,觉得2012年是这一代生物的"劫数"年,人类和大多数生物如恐龙一样,在劫难逃。于是做什么也没有兴趣,整天长吁短叹,淘宝店生意一落千丈。每天对家人说:"与其看着大家在痛苦中死去,还不如自己早点了断。"这半年来,不外出,不做事,出现明显的抑郁情绪。经心理诊断,发现上官先生患上抑郁症了。

而这位王先生,年龄32岁,是位地理老师,性格内向。我问他:"你是不是看了电影后有这种害怕呢?"他说:"我是听到有神仙在我耳边这样说,连鸟也是这样说的。"我心里一惊:王先生吓出精神疾病了,因为他有幻听的症状。

哪些人容易出现末日恐惧症呢? 有研究表明,这与人的某些性格特点有关:焦虑、敏感、偏执、多疑、易受暗示、不安全感等。以前发生的"抢板蓝根""抢食盐""抢蜡烛"等事件中,这些人往往是"主力军"。

但也有一些知识分子、成功商人和政府官员出现末日恐惧症。这是群体非理性心态和行为在起作用。当周围人都在关注一个事情时,个体也就失去了理性判断的能力,跟随大家的行为来行动。因为有些谣言一个人说了,别人不信,几个人说了,就三人成虎了。近年来,对于类似谣言,一些人宁愿信其有,不愿信其无。

出现末日恐惧症的另一个原因是对于死亡的恐惧。这是人类挥之不去的阴霾。总有人寻找长生不老之方,退而求次求延年益寿之法。面对突如其来的大灭亡"预言",人们感觉如同神谕,内心一直回避的死亡心结被激活了,就会出现末日恐惧症心态。

从社会角度来看,避免出现末日恐惧症的最好办法是加强科学知识的普及、重启理性精神宣传。加强信息透明,让正道消息快速占领媒体。日本核电站事故后,谣言说无食盐了,国家权威部门及时在媒体解释说,食盐不缺,很快这风波就过去了。所以,末日恐惧症也得用类似方法解决。

从个人角度来看,则是加强心理素质的培养,与积极的人为伍。当出现某些心理不适时,可以寻求专业的帮助。

督导要点

1. 来访者有恐惧心理,选择支持性心理咨询方式是合适的。

2. 这类来访者的心理特点是容易受暗示,所以建议他们尽量不要多讨论和查阅有关的信息。

3. 咨询师的态度很重要,要设身处地地接受来访者。

4. 咨询师的语言要有打动人心的力量。

第四节 在突发灾难后心理干预能做些什么

灾难具有突发性、威胁性、不确定性、紧迫性、影响性、余波性等特点,往往给人们的心理产生严重的冲击。心理干预有着不可替代的作用。

要根据受害者不同的特点、不同阶段的心理问题,保持与受害者的密切接触,给予心理支持。调动社会资源,给予他们适当的认知调整。

灾难的直接经历者都直接经历了死亡的威胁,或目睹身边的亲人、朋友、同学离他而去。心理干预的要点是通过合适的方式,激起他们内在的潜力,以最适合自己的方式度过危机,获得新生的机会。

干预者要注意,一定要让他们经历一段完整的哀伤过程。这个过程对今后潜能的唤起十分重要。他们在往后的岁月里,就不容易沉溺在不断回忆的痛苦中。许多人之所以在较长时间以后仍然陷入痛苦而不能自拔,或者出现精神疾病症状,可能就是因为他们没有经历完整的哀伤过程。因此,当他们悲伤或诉说自己的痛苦时,不要轻易地打断。

我们可以在合适的时机,用巧妙的方法让他知道:

> 你只管说或哭,不要隐瞒什么,一定有人分担你的感受。
> 争取让人了解自己,也让自己了解与自己有相似遭遇的人的情绪和体验。
> 不必忘掉什么,痛苦也许要停留一段时间。
> 一定要有充足的睡眠和休息,身体健康才能把握心理状态。
> 有什么需要,一定要表达出来,不要压抑自己。

我们的陪伴是重要的,陪伴他们直面痛苦,将使他们避免无助感和丧失感,使他们在转化过程中逐渐接受残酷的事实,更加珍惜美好的人生,更爱自己和一切他们认为重要的人。

咨询师面对痛不欲生的当事人时,不知用什么言语来安慰他们,可以用普通的言语来干预,如安慰、劝解等。这些方法都可能会令当事人感动,但也可能因为缺乏必要的专业知识,反而达不到共情。如对失去亲人的来访者,我们常说"节哀顺变",可能流于形式。如果说"你们还有很多亲人",或者说"你们还年轻,可以再生一个",则完全否定了别人的痛苦。

以下是我们进行心理干预时常用的方法:

"你现在感觉怎样?"如果对方愿意让你知道他的痛苦,可能会回答;即便不回答,也会感觉到有人在关注他。

如果你不能满足他的要求,不要明确拒绝,可以做一个倾听者,让他把话说完。要跟随他的节奏,不要过分要求对方回忆或诉说痛苦经历。

不必解释他们身边的一切,他们可能知道这些道理,只是不想表达而已。错误或不符合他们认知的解释可能有相反的效果。情绪表达比解释更重要。

不要许诺你根本做不到的事,如对一位失去妈妈的孩子说"我就是你妈妈",孩子可能更失望。

当事人情绪激动是可以理解的,不要害怕,他们需要一段时间宣泄,这是正常现象。

表达共情时,要用对词:"我可以想象你所经历的这一切"。不要说"我知道你的感受"。你根本没有经历过,这样说他会失望的。

要鼓励他们去寻求更专业的帮助。

督导要点

1. 在不同的阶段,心理干预采取的形式多种多样。如开始阶段,并不一定是专业人员介入,任何人都可以起很重要的作用,如救援人员,甚至普通人。要让当事人感到温暖,帮助他们使情绪尽快平静下来。

2. 以团体心理咨询为主要形式。因为在这个环境中,成员之间会相互影响和相互鼓励,例如集体讲解、分组游戏讨论。

3. 家庭咨询也十分重要。对失去亲人的家庭来说,让他们多在一起,能增加危机开始阶段的安全感。

4. 一般来说,干预的时间越早越好。

第五节　我怎么会有死的想法

陈先生说有想死的念头有 2 年了。他的事业很成功,家庭也幸福,但总觉得自己不开心,尤其是想到自己成长过程中,做了很多违反法律的事,伤害了一些异性朋友,很是后怕。他觉得自己一定会受到报应,心里极度沮丧。

心理测验发现有较严重的抑郁症状。在生活中,难免会遇见不幸的事:亲人死亡、事业受挫、学业失败、婚姻破裂等,给人们带来失落、沮丧、痛苦、自责、内疚等一系列的内心不愉快体验。如果这些体验持续很长时间,会造成严重的心理创伤,导致抑郁症。

抑郁发作的主要症状有 3 点,即情感低落、思维缓慢和语言动作减少和迟缓。比如,常常表现出情感低落、沮丧忧虑;整天愁眉不展,忧心忡忡;对前途悲观失望,生活索然无味,有些人还有强烈的自杀念头。有些患者伴有心烦意乱、焦虑不安,惶惶不可终日,或紧张激越,伤害自己或伤害别人、毁物等。自感疲乏无力、精力不足、不思饮食。有的患者情感低落有昼重夜轻的特点。

患者感到脑子迟钝,记忆力下降,反应缓慢,说话慢吞吞的,语言少、声音低。随着症状加重,有些人感到自己有罪、对不起别人。匪夷所思的是,他们中有的人到执法机关要求判刑,或者通过伤害别人达到判刑的目的。2012 年 6 月初,日本就有人无故杀人,目的就是被判死刑。

有些患者不愿活动,终日独坐一处或躺在床上不与他人交往。往往不去工作,疏远亲友,回避社交。过去的爱好和生活乐趣一概丧失。70％的病人食欲减退,多数病人体重下降。男性病人可出现阳萎,女性病人有性欲缺失和闭经。

抑郁发作的原因很多,生活中的某些消极事件是重大的诱因,比如事业失败、家庭变故等。总之,凡是造成强烈心理压力和心理创伤的事件都可能成为重大诱发因素。一些性格内向、社交退缩、身体素质不佳的人更容易患上抑郁症。

消极的认知方式也是重要的因素。有些人对自己有绝对化的要求,如看问题从自己的意愿出发,想法通常与"必须""应该"这类词联系在一起,如"我这次考试必须考前几名",或者"我这次应该会找到喜欢的对象"等。而事物并不按照愿望而发生,于是陷入困扰之中。而有些人则用过分概括化的思维方式看待问题,如遇见几次失败,就认为自己毫无价值、一无是处。这种片面的自我否定往往极易导致自责自罪、自卑自弃等抑郁情绪。

抑郁发作与生理因素密切相关,如大脑中枢的机能失调。一些神经递质如 5 -羟色胺、去甲肾上腺素的减少会导致抑郁症。脑中风、癫痫、体内激素紊乱也会导致抑郁症。遗传因素在抑郁症中也起作用。

防止自杀等极端行为是重中之重。由于抑郁发作的人常常有自杀的观念和行为,因此,须进行必要的保护,要有人相伴,有人交流,尽量不让他们独处,尽可能满足他们的要求,千万不要认为自杀只是随便说说。严重时还要与专业医生交流,寻求包括药物在内的综合治疗。

树立自信心很重要。要看到自己生命的闪光点,要拿自己的优点与别人的缺点比较,而不是相反。不要总觉得别人在注意你的言行和举止,其实每个人更多地在关心自己的事,所以要抬起头,微笑地与别人交流。

选择生活中美好的一面,阴影与阳光同时存在,要转身面向阳光。要看到面包,而不是面包中的那个空洞。每个人生存状况相差无几,要看到更多人在微笑面对。

多与积极的人交流,多说积极的话,多做积极的事,会变得乐观和开心,并成为一种习惯。不要与抑郁的人做朋友,他们除了教会你消极外,还有犹豫。

陈先生共进行了 24 次的心理咨询,现在症状稳定,对生活充满热爱。

第六节　要和老公一起死

谢先生脸上满是血迹,头上缠着纱布,双手用石膏裹着,在一群家人的陪同下,来到咨询室。他低头不语,双眼呆滞,不断地叹气。他母亲和姐姐直擦眼泪。凭我的职业感觉,谢先生可能因为抑郁发作自伤或自杀未遂。但是答案让我吃惊不小,原来谢先生是被他爱人用刀砍伤的。

他母亲说:"媳妇是位老师,他们是同学,自由恋爱,感情很深,恩爱无比。去年结婚,在两周前媳妇生了个儿子,一家人都很高兴。但媳妇却一直睡不好,心烦意乱,吃不下东西,

155

奶水也不多。常对我儿子说自己活着没意思。我们都觉得她刚生完孩子，初次当妈不适应，就安慰她不要太焦急，以后会适应的。可想不到，就在前天晚上，媳妇突然用菜刀猛砍我儿子的头，一边砍一边说自己不想活了，二人一起死。我们听到惨叫声后立刻破门而入，才救了他们。"母亲声泪俱下地描述当时的情景，让边上的人听得不寒而栗，一位年轻的咨询师还不时地发出几声惊叹。

谢先生说："她是不是得了产后抑郁症？我能和她生活在一起吗？万一她再这样杀我，下次就没有这么幸运了。"

谢先生的爱人进来了，神态疲惫，脸色苍白，有气无力，泪水在眼眶里打转，说："我也不知道怎么会用刀砍他，看到他目前的状态，我真恨不得去死。"。

我连忙安慰说："看来您不是恨他而伤害他。因爱而伤害一个人，别人会理解的。你把当时的想法和我说说，好吗？"

她声音低沉地说："在分娩前的两周里，突然觉得自己要升级当妈妈了。难道要告别自己的青春了？又觉得自己根本没有带孩子的经验，这不是要误孩子一生吗？老公以后看到我老了，再另找新欢怎么办呢？总之，头脑一片混乱，想不到好的方面，找不到出路，不断地想自杀、自杀。"

我感叹道："如果以上问题都成真，又得不到解决，的确很痛苦，但怎么会想到伤害你老公呢？难道把他杀了你会舒服些？"

她的泪水终于夺眶而出："我很爱他,他也很爱我。我如果死了,他在世上一个人会很痛苦的,所以,让他和我一起死,才是完美的。"

　　这是一种扩大性自杀行为。一些有抑郁症的人,在自杀时,会认为所爱的人单独活在世上会很痛苦。尤其是一些产后抑郁症的人,会有与孩子和丈夫一起死的行为和冲动。如果不重视这个现象,往往酿成悲剧。

　　"你的问题可能是产后抑郁症,你现在的想法都是抑郁症的症状,如果抑郁症治愈了,你就会变得积极起来。"

　　在她做心理测验时,我解释说:"产后抑郁症通常发生在产后 2 周到 1 个月内。原因主要是产妇体内性激素的变化、社会角色的改变、心理适应等。一般来说,产后出现一些情绪低落、睡眠不佳等现象是很常见的,大都在 2 周左右会自然消失。但有 0.1% 左右的产妇会出现产后抑郁症。现在诊断产后抑郁症的方法基本上是根据临床症状,现在给你测验用的是爱丁堡产后抑郁症评估表,如果测验的分值在 12 分以上,那么就可能是严重抑郁症了。"

　　她的心理测验分值为 16 分,基本上认为是产后抑郁症。

　　他们一家人都很紧张,连连问:"怎么做才能治愈呢?"

　　我安慰他们:"不要太紧张,产后抑郁症虽然造成了严重的后果,但只要配合医生积极治疗,一般也会治愈的。"

　　"首先要改善她的一些生理症状,如睡眠、食欲等。有了好的生理基础,心理问题也就容易解决了。"

　　"不要让她一个人长时间独处。当她想到一些伤感之处,可以给她一些支持、安慰和鼓励。根据她所担心的问题,家人要敢于保证帮助她解决,这点很重要。"

"要适当运动,运动会产生令人快乐的内啡肽,使抑郁情绪得到改善。运动包括体操、散步等,不要一天到晚都躺在床上、待在房间里。"

"她的症状相对严重,要配合使用抗抑郁药物。虽然药物有一定的副作用,但与抑郁症对健康的伤害相比,还是收益大于风险的。如果正在哺乳期,就断乳吧。因为,这些药物可能会通过乳汁对婴儿产生影响。"

产妇张老师问:"医生,我担心自己可能还会伤害我先生,我都不想和他住在一起了。"

我没有直接回答:"你的行为是在抑郁症发作的时候做的。以后抑郁症都好了,还会这样吗?"

她总共接受了近16周的治疗,现在情况稳定。快乐的生活重新回到了他们的家庭。

督导要点

1. 可选用爱丁堡产后抑郁症评估表评估。

2. 咨询师要了解产后抑郁症的发病机理及可能的转归。

3. 在这类病人中要多次进行家庭治疗。

4. 多进行支持性的心理咨询。

第七节　我会猝死吗

11 点左右，突然候诊区传来一个男人的哀求声："医生，救救我，我快不行了。"我发现患者脸色苍白，全身无力，靠在朋友身上。助手连忙用听诊器听了他的心脏。除了心率快些以外，没有什么异常，量了血压，也在正常范围。我问他："你怕自己意外，怎么不去急诊？"他哭丧着脸说："我都去过几次了，急诊科的医生说我是心理问题。我怎么也不相信这与心理有关，因为我紧张得心都要跳出来了，我怕自己会得心脏病猝死。刚才又去了急诊，可是他们再也不给我看了，我只能来你这。救救我，医生。"

我让他进来，安抚他说："我会帮助你的，你现在慢慢把问题说给我听。"

"我姓张，今年 32 岁，从事销售工作。这几年努力工作，赚了不少钱，也有车有房。在 2 个月前，送朋友到温州机场后，回来的路上突然觉得自己胸闷，心慌，心跳加快，手脚发麻，呼吸出多进少，觉得自己会死在路上。在急诊科，做了许多检查，都没有发现问题，吸了点氧气后，就回家了。但此后又莫名其妙地发生了好几次类似的情况，医生也总是检查后告诉我没有问题，让我回家好好休息。可我也休息了，但这现象又不知什么时候会出现，真的很难受。"

看着我很真诚地听他倾诉，他接着说："我一个人都不敢待在一个地方,晚上不敢一个人出去玩,有事要老婆陪着做。唉!以前她总是因为我迟迟不回家与我吵,现在开始埋怨我每天黏着她。这病真的很恐怖,发作时,除了怕死外,还怕自己会发疯,现在看到路上的疯子,觉得自己和他们差不多了。"

我安慰他:"这不会的,说自己疯的人,都是正常的。你见过疯子说自己疯了吗?"我继续问:"你在发病前,是不是生活很不规律,有比较大的压力?"

他说:"是的,做销售这行,陪人喝酒、玩牌是必须的,熬夜是家常便饭。为了能完成工作目标,更是不分白天黑夜,都好久没有什么休息日的概念了。前些时候,在报纸上看到有人好好地,突然因心脏问题猝死,真是很可怕。"

我对他说:"请你回答这份测验,如果你的分数超过 20 分,表明你有心理疾病,病名是惊恐障碍,也叫惊恐发作。这病本身并不严重,我们常说是病感重,病症轻。"

他说:"朋友和老婆都劝我不要怕,要想开点。这道理我也懂,不发作的时候,我也对自己说,这有什么可怕呢?但发病的时候,真的很害怕万一出事,可不是闹着玩的。"

我说:"我能够理解你,你目前的分数是 26 分,表明你的问题还是比较严重的。这病的恐惧感就像坐过山车,明知道一般没事,但坐在上面也是尖叫连连,恐惧万分。但我们还是要克服它。"

他问:"如何克服呢?"

我解释说:"首先要相信,惊恐发作并没有什么危险性,它一般不会导致严重后果,如果你有足够的勇气,那么,允许症状存在,顺其自然,症状自然会消失的。一出现症状,就急着求助于医生,反而不断自我提醒症状的存在,使病症迁延下去。"

"你也可以通过自我的放松方法解决,具体的做法就是深吸一口气,同时紧握双手,然后慢慢呼出,手掌同时松开。多做几次,会感到焦虑减轻。"

我郑重地建议:"工作压力要适中,决不能生活不规律,这是很关键的。"

他问:"医学上有更好的方法吗?"

我说:"惊恐发作给人造成极大的不适,所以,必要的医学检查是很重要的,要排除相关的躯体病症。

张先生治疗了 6 个月,症状基本缓解,现在的他正快乐地工作和生活着。

督导要点

1. 建议惊恐发作(障碍)的来访者去医疗机构检查,排除躯体疾病。

2. 心理测验要选用 HAMA、HAMD、EPQ、SCL - 90 等心理测验工具,协助诊断。

3. 支持性心理咨询技术贯穿整个咨询过程,认知行为治疗是主要的方法。

4. 建议来访者保持规律生活,尤其是睡眠规律。

第八节 过分依恋孩子酿悲剧

英国米德尔斯布勒市一名31岁单身母亲由于担心年幼的儿子长大后会离她而去,竟然想出一条令人匪夷所思的留住儿子的方法:她对医生和亲戚谎称自己3岁的儿子经常发生痉挛,无法正常走路,于是"名正言顺"地让健康的儿子坐进了轮椅。在长达5年时间中,这名母亲总是用轮椅推着儿子外出……

这种例子并不只外国才有。我曾接待过这样一位母亲。这位母亲在孩子5岁时,就和丈夫离婚,一个人带孩子至今,相依为命。她无法适应与孩子分开,在女儿读大学这3年中,一直对孩子说,你的心脏不好,要注意休息。然后她总是长时间留在上海,陪她学习和去医院看病。尽管医院的所有检查都提示正常,但孩子已相信自己真的有心脏病了,只是医院查不出来而已。而母亲已名正言顺陪女儿了。换来的后果是孩子患上疑病性神经症,只能求助于心理咨询。

现代家庭已出现深刻变化,独生子女和单亲家庭不断出现。父母对孩子的依恋程度日益增加。统计显示,子女离开家庭独立生活的年龄比20世纪80年代提高了5岁左右。这说明,孩子对父母的依恋程度也在增加。如果不能处理好这种关系,对双方都是有害的。

首先是父母不自觉地阻碍子女成长。在父母监护下,孩子很难适应独立生活,会产生强烈的依赖感,甚至会发生可笑到想哭的事。一位患者,29岁了,与妻子吵架后,就回到母亲那里住上一段时间。家里的事由父母亲代为打理。只有在父母的哄骗下消除委屈后,才回到家。最后他妻子忍无可忍,提出离婚,他才想到来心理咨询了。

这种依恋的另一个伤害就是使孩子变得意志脆弱、敏感。因为依恋的结果就是对孩子过分的关心,包括对他健康的关心。孩子在父母的暗示和示范下,对什么都可能变得小心翼翼,不敢冒险,丧失开拓精神。如果生活和学习碰到困难,他们会不自觉地使用心理防卫机制,借助疾病逃避社会责任。

对父母的伤害也不容忽视。比如,会使孩子变成自己的私有财产,不能让孩子为别人付出真诚,包括孩子未来的家庭。我在心理咨询中曾接触过这样一个案例,孩子结婚后,母亲看到儿子对媳妇好点,就失去什么似的,还每天问儿媳妇他们过得怎样。更有甚者,还多次三人睡一房间,生怕孩子会出什么问题。过于依恋子女,也使父母失去自己的生活乐趣。新加坡一位父亲与残疾女儿生活一起。女儿因病去世后的当天,他就自杀了,在遗书中说,只想陪孩子一起走。让人唏嘘不已。

爱孩子是每个父母的天性。但真正爱他,应该是让他成长、成熟、有责任感和事业心。孩子是望着父母的背影长大的。父母的坚强和自信,会使孩子今后勇往直前。

督导要点

1. 以家庭咨询形式为主,结合认知行为治疗。

2. 鼓励父母培养爱好,并通过爱好建立更加丰富立体的人际网络。

3. 鼓励孩子逐渐与父母分离,最终建立正常的亲子关系。

4. 咨询以一周一次为宜,但要学会处理移情关系。

第九章

09

健康心理调适

第一节　半夜阅读诗歌的人

这2年，陈先生每天睡到半夜时，总会起来读一段诗歌，10分钟左右，然后上床继续睡觉。他不是教师，更不是诗歌爱好者，也不是有夜读的嗜好，而是因为他患上了强迫症，他有苦难言，不得不起来阅读一段诗歌。

陈先生今年32岁，是位普通的公务员，文化程度本科。2年前，他觉得自己总过得不那么顺心，又找不出原因来。有一天夜里，他睡不着，起来随手拿本诗歌集来读。第二天，他觉得有些事变得顺利了。后来，隔几天也会读一下，这种良好感觉又出来了。从此以后，陈先生觉得夜里不读诗歌，不愉快的事又会来临，于是强迫自己继续读。他是知识分子，也知道那些事只是巧合和心理暗示，但害怕倒霉，不得不做。家里人对他的行为难以理解，于是动员来心理咨询。

陈先生的病症属于强迫症中的强行仪式,认为只有做某件事,才能避免不愉快的事发生;明知不合理,无法摆脱,或者持宁可信其有不可信其无的心态。这种病症发生的主要原因与个性有关,如内向、追求安全感。另外,与生活的不愉快的经历有关,人们为了解决问题,可能会从某种仪式上找到安慰。

心理测验一般选择强迫量表、16-PF、SCL-90等工具。

对陈先生采用行为治疗中的暴露疗法,配合认知疗法中的合理情绪疗法。基本原则是在咨询师的指导下,一段时间不让陈先生阅读,然后让他体验是否有倒霉的事发生。在治疗阶段,针对他心理上的不安和担心,讨论以下话题:是不是所有倒霉的人都没有阅读诗歌,或者生活顺利的人都阅读了诗歌。并帮助他建立其他合理的积极信念,或合理行为,如在白天阅读诗歌。

陈先生的咨询经历了 16 次,共 4 个月,强迫意识基本缓解。

但大部分强迫症的治疗会反复,咨询师与求助者都必须坚持,不要轻易改变治疗方法。

咨询要点

1. 要明确来访者属于什么性质的心理问题。以开放性提问收集信息,以封闭式提问明确问题。

2. 心理测验的工具有选择性。强迫症与个性有关,可以选用有关个性的测验工具。症状自评量表与强迫量表是不可或缺的。

3. 认知行为治疗是本案主要的咨询理论。

4. 行为治疗中的暴露疗法和放松疗法相结合。

第二节　为什么害怕上幼儿园

妈妈最近很烦恼,因为4岁的女儿到现在还不愿到幼儿园学习,每次到幼儿园都是一场"生死别离",而在家里却很快乐。

4年来,从来没与父母分开一天以上的时间。如一时没看到他们,就会打电话问他们在干什么,总之,生怕他们会出事似的。大人很烦恼,不知怎么办才好?

其实,这是一种特发于儿童时期的情绪障碍,称为儿童分离性焦虑。分离性焦虑有以下主要表现:

因不愿离开依恋对象而不想上学或拒绝上学,或没有依恋对象陪同绝不外出,宁愿待在家里。

没有依恋对象在身边时不愿意或拒绝上床就寝;反复做噩梦,内容与离别有关,以致夜间多次惊醒。

与依恋对象分离前过分担心,分离时或分离后出现过度的情绪反应,如烦躁不安、哭喊、发脾气、痛苦、淡漠,或社会性退缩。

与依恋对象分离时反复出现头痛、恶心、呕吐等躯体症状，但无相应躯体疾病。

分离性焦虑一般发生在 6 岁以前的儿童，其依恋对象大多为父母或者与其有密切关系的人，如奶奶和外婆等。一般主张早点治疗，以免给他们的人格或心理造成新的障碍。

分离性焦虑的心理治疗主要遵循以下原则：

首先，父母要参与治疗过程，调整家庭教养方式，改善家庭气氛和环境。帮助家长分析自己的个性特征、行为方式和情绪反应对患儿可能产生的影响及程度。比如，是否有溺爱现象，是否过于表达了对孩子的关心。这些都会使孩子产生不正常的依恋。

其次，父母有决心改变教育方式，如每天与孩子的接触都要减少，如减少见面的机会，减少打电话的次数，并持之以恒。当然，下这种决心是要勇气的。

第三，要创造机会让孩子与同龄孩子接触，在交流中减少对父母或其他人的依恋。一个有效的办法是，让其他勇敢的孩子成为榜样，而大人不失时机地鼓励他的表现。

督导要点

1. 儿童心理问题的症状并不典型，一般需要多维度观察才能明确。

2. 儿童咨询形式要多样，如游戏引入等。

3. 家庭心理咨询非常重要。

4. 大部分儿童的分离焦虑症状随着年龄的增大减轻，但有些会演变成上学恐惧症。

第三节　屡次离家为哪般

一位家长领着 12 岁的儿子来到心理咨询室："医生，我儿子从 10 岁开始，就不时地离家出走，从不主动回家，也不带钱，都是我们把他找回来的。我们这几年没少打他，但屡教不改。这不，我昨天刚把他从外面找回来。"

这位少年看上去与其他少年无异，我问他："你成绩怎样?"他倒很坦率："不好"。我又问他："你爸爸说你总是离家，是真的吗?"他回答："是的。"我问："你为什么要离家呢?而且不想回来?"他轻声说："我也不知道，反正不想在家。没钱也没有关系，随便找个地方睡就可以了。"我问："你不怕自己会饿死?"他说："我没有想过这么多。"

这位少年的问题是儿童和少年期品行障碍，是指儿童或少年反复而持续地出现违反该年龄相应的社会道德准则和规范，包括反社会、攻击性，或对抗性行为。根据严重程度分为两种。第一种是轻度品行障碍，主要表现是：

自我中心，经常说谎，常怨恨他人，怀恨在心，或心存报复；常拒绝或不理睬成人的要求或规定，长期不服从；与成人争吵，与父母或老师对抗；好支配和指责他人，自私，缺乏同情心，缺乏人际关系的协调性和友谊感；好发脾气，经常暴怒，不易接受批评，多为自己辩护，故常被伙伴厌恶；可并有构音不清、运动不协调、言语表达能力差、阅读困难、智商偏低、注意力不集中和多动遗尿等症状。

社会退缩行为：在与别人接触时，显得踌躇、害羞、内向，突出表现为退缩，工作、学习和社交活动减少，但无明显抑郁与焦虑情绪。

在小学时期就经常逃学，离家出走或逃跑，或不顾父母的禁令，在外过夜。

另一种是严重品行障碍，表现为：

参与社会上的小团伙，干坏事，如故意损坏他人财产、公共财物、虐待动物，或常挑起或参与斗殴（不包括兄弟姐妹打架）和反复欺负他人（包括采用打骂、折磨、骚扰及长期威胁等手段）。

多次在家或在外面偷窃贵重物品或大量钱财，或勒索、抢劫他人钱财，或入室抢劫。

强迫与他人发生性关系，或有猥亵行为。

对他人进行躯体虐待（如捆绑、刀割、针刺、烧烫等），持凶器（如刀、棍棒、砖、碎瓶子等）故意伤害他人，或故意纵火。

我们咨询室曾接待过一位女孩,14岁,总是用手抠同伴的生殖器。

儿童品行障碍采用行为治疗。简单地打骂不能解决问题。首先要让家长用温暖来感化他们,让他们在家体会到温暖。这种少年平时在家得不到关心,更多的是被辱骂。一定要改变这种情况。

培养一种成功感。这些少年很多时候没有什么值得自豪的。所以,老师或家长要从这些方面来培养他。有了自豪感,才会珍惜自己。

要培养人际交往的能力。他们大多个性内向,不会与人交流,但智力正常,所以要让他们回归正常的社会。

督导要点

1. 咨询师要为品行障碍儿童营造一种平等、尊重、温馨的氛围,使其接纳咨询。

2. 不要说教,不要批评,在表达理解的同时,提出咨询师的建议。

3. 家庭和学校要积极配合,咨询师要与学校保持联系。

4. 咨询效果易反复,要有耐心和恒心。

第四节　怕传染病的张先生

张先生今年 36 岁,高中文化,已婚,育有两子女,儿子 10 岁,女儿 6 岁,从事企业管理,年收入 100 万左右。其母亲因肝癌去世。

医师对他说:"你母亲是得了乙肝,发展到肝硬化,最后得了肝癌。"他知道后很紧张,从此,就特别害怕自己会被传染上肝炎病毒,每天回家就不断地洗手,有时每天洗 50 次左右。尽管手都洗破了,仍乐此不疲。他从来不用手直接按开关或电梯按钮,总是用纸贴在开关上再按。当我问他:"你这样觉得累不累?"他无奈地说:"很累,但安全第一,如果真的被传染了,再想累也没得累了。"

最近半年来,他的行为越来越让家人不能接受了。他不让朋友、亲戚到家里来,认为外人会带来细菌和病毒,会传染到家里人,尤其是威胁到孩子的安全。儿子的同学来家玩后,就把家里的每个角落都擦个遍,还让家里的人都按他的要求洗 10 次手才放心。他妻子说:"我们都要被他逼疯了,你一定要救救我们一家人。"

"张先生,你知道他们这样的反应吗?"

他说:"我这样做是为他们好,他们怎么就不理解呢?"

张先生的问题是强迫障碍,有洁癖行为。一般强迫障碍都有自知力,也就是说,他知道自己的行为或思维是错误的，只是不能控制。但张先生的强迫症比较特殊，因为其自知力并不完整。他认为其所有的强迫行为都是必要的，是为了防止传染上肝炎病毒，使家人免遭不测。所以，他的配合程度不会很高，治疗难度也大大增加。

原因与他的经历有很大的关系，主要是其母亲的死亡对他的打击非常大；他非常害怕传染病，而又不完全明白肝炎是如何传染的，只知道反复洗涤、不接触"脏"的部位就能防止得病。这还不足以消除他的不安，只有家人按照他的要求去做，才能消除这种担心。

通过强迫障碍检查量表检查发现，强迫症状的因子分超过正常范围，从人格测验量表发现是内向-不稳定型。提示他的强迫症诊断基本成立。

采用认知行为治疗理论。张先生的认知存在错误，因为他认为这样做是为了孩子好。我问他："孩子可能因为你的过分要求，变得情绪暴躁，而且还会变得胆小恐惧。你认为是爱他还是害他？"他却答不上话。另一个认知错误就是对乙型肝炎的传播方式和途径认识完全不正确。当我告诉他乙型肝炎病毒主要是通过血液传播而不是粪口传播时，他才一点点明白自己的行为是多余的。

行为治疗的目的是让他逐步减少洗涤的行为。一下子让他消除是不现实的，因为还有一个习惯的问题。减少这种行为时，会有不安感。这时，重要的是教会他做放松练习，对抗焦虑。

督导要点

1. 怕传染病的强迫症患者一般个性内向。所以,在用强迫症量表测验时,要进行个性特征的测验。

2. 认知行为治疗中的示范疗法很重要。咨询师示范行为让来访者暴露在他担心的环境中,配合放松疗法。

3. 支持性心理辅导要贯穿整个咨询过程。

4. 咨询师必须懂得必要的健康适应,做好解释工作。

第五节 为什么总觉得心神不宁

胡女士今年 32 岁,是某银行职员,已婚。丈夫是公务员,比她小 3 岁。他们是自由恋爱结婚的,婚后感情一直不错。自己虽然忙点,但经济收入不错。孩子 4 岁了,由两家老人带着,健康活泼。如果生活一直这样下去,将一帆风顺,她也不会来心理咨询了。

但生活往往苦多乐少。一年前,她的一位要好的同学意外出车祸去世了,她感到极度的震惊,因为一个月前,她们还刚刚聚会,一下子就阴阳相隔了。参加完同学的追悼会,她开始担心自己会不会出车祸,走路的时候小心谨慎,生怕会被车撞到;爷爷送孩子去幼儿园,她总是反复叮嘱:走路要小心,要前后看看有没有车经过。弄得爷爷很生气。后来,发展到丈夫出差或回家晚点,就担心会出车祸或者其他意外,不停地给丈夫打电话,有时一天竟打六七十个电话。气得丈夫骂她"神经病"。

近半年来,这些莫名的行为少了些,但情绪低落,不安,总觉得来日不长。万一自己身体垮了,孩子以后怎么办?现在收入不错,但以后老了,收入低了怎么办?更让她揪心的是,丈夫比她小,过几年进入"豆腐渣"年龄了,而丈夫却"含苞待放",肯定会找"小三"或离婚。有时她自己也觉得这种想法十分可笑,可又觉得这不是没有可能。

让她难过的是,身体状况也不妙,经常吃不下饭,胃胀,不是便秘,就是连续几天拉肚子。检查又没有发现什么异常。入睡困难,即使睡着了,也是噩梦连连。胸部也不舒服,总觉得有什么压住似的,时常叹气。半年瘦了十来斤,月经已好几个月不正常,不时怀疑更年期是不是提前到来……

我给胡女士做了 SAS 的心理测验,标准分为 63 分,结合临床表现,我诊断她患上了焦虑症。焦虑症患者一般能找到最初的一些心理社会因素,如同学突然车祸离世。但在后来的症状发展和演变中,原因和后果互为影响,出现了泛化现象,最初的原因已不重要了,即使解决了最初诱因,对后来症状解决并不能起决定性的作用。焦虑症的一个显著特点,就是对还没发生的事(未来的)感到担忧,就像胡女士担心以后丈夫会有"小三"。

焦虑症出现的躯体症状,如胸闷、心慌、乏力等现象,主要是由于焦虑时伴有肌肉不自主的紧张和收缩。这种状态自己并不能感受到,但消耗了大量的能量,出现身软、乏力等现象,同时有植物性神经功能的参与,便有胸闷惊慌等症状出现。因此,焦虑症患者往往有躯体形式障碍或躯体化表现。

胡女士共接受了 12 次的心理咨询和辅导,要点有:

首先要树立自信心,自己的能力至少与大多人一样,能让自己和孩子拥有未来。

对丈夫要有信心,年轻时能有魅力吸引他,成熟的她也一样会吸引他。

建议不要总去医院检查,因为医师一些保守的话和模棱两可的观点会使病人产生更多的焦虑。鼓励她适度锻炼,不要过分理睬病症。其实,当能够接受与疾病共处的时候,症状也就消失差不多了。

督导要点

1. 广泛性焦虑障碍一般伴有躯体症状。所以,咨询师要建议来访者先去医疗机构做必要的检查,排除躯体疾病。

2. 认知行为治疗是首选的咨询方法,尤其是放松疗法。

3. 来访者需要倾诉的内容较多,咨询师要积极倾听,并设身处地地理解。

4. 鼓励来访者像正常人一样生活,不要暗示自己是病人。

第六节　阅读成瘾也是心理障碍

　　小张是高三的一名学生，过半年就要高考了。但她已连续两周没有到学校读书了。每天晚上看玄幻小说到凌晨4点，然后睡觉，下午3点起床，又开始看书。这种情况从高二开始经常出现。父母也采取一些强硬措施，但没有效果。最后无计可施，带她过来进行心理咨询。

　　小张从高二开始迷恋玄幻小说，刚开始，租书看，后来发展到用电脑看，现在用手机看。除了睡觉，吃饭看，走路看，上厕所看。对学习越来越没兴趣，无精打采。有一次父亲看不过，就把书撕了，小张急得要跳楼。父亲没办法，只得再买一本给她。现在她像换个人似的，只有看书才有笑容。

　　我给小张做了心理测验，个性测验提示抑郁、偏执；症状测验提示有强迫、焦虑等。结合临床，初步认定小张目前的情况为阅读成瘾综合征。

　　阅读成瘾综合征并不多见。但随着手机阅读等新的阅读方式的出现，加上玄幻小说以其文美、虚拟、颠覆时空的特点，使一些年轻人着迷，有此症的人越来越多。有人预测，这将是继网游成瘾后的另一个严重影响青少年的心理问题。

　　虽然阅读成瘾没有正式的医学诊断名称，但比较接近冲动-控制障碍的诊断标准。在选择心理咨询的方法上，我制订的是行为治疗和家庭治疗。两周用抗焦虑药物治疗，调整睡眠质量,恢复生理节律。然后用行为治疗中的强化法,制订方案协议:如果能减少阅读时间,并增加学习时间,将得到奖励,包括她喜欢的阅读器。家庭治疗中强调家人的支持和友善的气氛,使小张不要以阅读方式逃避。

整个疗程持续了 3 个月,目前基本症状缓解,小张已能到校学习,迎接高考。

阅读成瘾是一种心理疾病,如果不及时治疗,可能会对患者的个性、心理等造成严重后果。建议家长或求助者,如有此倾向,要及时就医。

督导建议

1. 心理咨询尽量不诊断问题,但明确心理问题的性质仍很重要。本案例与网络成瘾有相似的临床症状。

2. 在选择心理测验方面,最好引入有关强迫的测验。

3. 认知行为治疗是首选方案。可引入强化技术。

4. 家庭治疗中,建议营造温馨的家庭氛围,避免打骂等行为。

第七节　我怎会做这么可怕的事

这位大学二年级的女生学习成绩优秀,半年来,常有一种冲动，要站在高楼的窗台上跳舞，认为这样非常刺激，并且好几次一个人这样做过。自己也认为这非常危险，但无法摆脱这种念头和行为。直到有一次，要求妈妈在后面拉着她的衣服，自己站在30楼的窗台上做动作，妈妈才发现问题严重，要求心理咨询。

另外一位求助者，26岁，营销员。他在一年内，多次用手触摸220伏电线，被电击倒过。女友及家人多次跪求他别做，自己也认为没必要，但无法摆脱。后来，开始触摸380伏三相电，手指烧焦，才来心理咨询。当问他今后会不会继续做时，他竟回答可能会接触高压电。

经过心理测验和摄入性会谈，诊断为强迫意念。强迫意念的症状表现为看到危险的场所如高楼，有跳楼的冲动；看到危险的物品如刀，有砍人的想法，但一般不会采取行动。这位患者的症状伴有行为，比较少见。

这类来访者都有强迫行为和思维症状，不同于那些只想不做的患者。在治疗方案的制订上，行为心理治疗是关键：厌恶疗法的刺激物选用胡椒粉，当其有此行为时，家人朝其脸部撒胡椒粉，使其放弃此行为。同时，采用想象场景疗法，避免行为发生。

放松治疗很重要。这类患者在强迫和反强迫时，往往有焦虑不安症状，放松或冥想可以对抗焦虑。

在支持性心理咨询技术中，我一直使用保证技术，使来访者有信心配合咨询。

督导要点

1. 在强迫意念的心理问题咨询中,认知理论是常用的技术,保证技术更贯穿整个咨询过程。

2. 在家庭咨询中,家人的配合、理解和支持很重要。某些症状是来访者潜意识中的一种愿望的变异反应,满足这种愿望,可使这种症状减轻。

3. 性格的再塑造是强迫症咨询的一个要点,鼓励来访者放弃追求完美的性格。

4. 对伴有强迫行为的来访者,对生命安全造成影响的,要转介精神科就诊。

第八节　为何偷家长的钱

家长带着 10 岁的儿子,在电视台《闲事婆》栏目组记者的陪同下,来到心理咨询室。家长哭诉:"我儿子在去年一年里,共从家中偷走一万元左右的钱,去买东西吃,有时买玩具。开始我不知道,我问他钱是从哪里来的,他总说是学校奖励的。后来我知道了,打了他好几次,他总是口头认错,向我保证不再偷,可又控制不住。我们真的是无计可施了,通过温州电视台才找到你,你一定要帮助我们的孩子。"

我心中一惊,又是一个偷钱的孩子。在心理咨询中,我总是能碰见这样的孩子:他们不是偷窃家中的钱,就是偷拿同学的东西,可又不是家里人没给钱。分析总是能找到其中的心理社会原因。

"你为什么要偷钱? 我是医生,不会批评你,只是想了解情况,想帮助你改变这种不好的习惯。"这位学生对我说:"我也不想偷,就是不能控制。"他说:"因为偷了东西,就可以买东西,同学就会看得起我,我在家长面前也有自豪感。"

这学生说的是真话,许多偷窃行为的学生,偷钱买东西就是为了证明自己在某一方面也是好的。心理学上有马太效应之说。如果学生在学习方面不如人,他就想在其他方面证明自己有高人之处。所以,他们可能会染发、穿怪服、恶作剧等,表明自己的"优点"。这位学生也有这方面的心理需求。

我问家长:"他成绩怎样? 平时你们表扬他多吗?"家长说:"他成绩一直不好,他有一姐姐,成绩很好,常拿奖品。我们总是表扬姐姐,希望他像姐姐一样有出息。他不但没出息,还做出这样的事,真让我们难过。"

这就是学生偷窃的心理因素。平时得不到表扬,为了证明自己也能拿奖品,就偷钱买东西,使自己能在家中有地位,在同学心目中有威望。如果家长平时能够发现他的一些优点,比较全面公正地看待他,这种现象就可能消除。如果只用打、批评等方式,他还会出问题。

"你需要家长做什么,你就不再偷呢?"他说:"我只想多听到父母说些好听的话,不要只批评我,骂我没有用。"

家长听了,后悔不已,认为自己只看孩子的成绩,而没有正确看待孩子的其他方面。儿子体育成绩就不错,可家长总认为这些没有用,没有给孩子正面的引导,也没有及时欣赏其优点。要知道儿童任何一个行为的背后,都有一个心理社会的原因,孩子偷钱行为也是如此。

督导要点

1. 儿童偷钱行为的原因是咨询的要点。一般从亲子关系入手,能找到原因。

2. 建议家长不要打骂,这不能解决问题。事实上,一些儿童上午被打,下午又偷。相反,要用爱克服偷钱行为。

3. 儿童行为的改变需要耐心,需要连续、多次咨询。

4. 家庭治疗和行为治疗是常见的咨询方法。

第九节 莫名下跪的女大学生

刘芳是大学二年级的学生,学习一直很努力,也很懂事。两年前,她总是偷偷地在家里的浴室里或自己的房间里莫名地跪下来,有时嘴里还念念有词。家里人知道后,都劝她不要这样做,可她仍然我行我素,并且频率更高了。直到有一天,妈妈发现她的膝盖肿得像馒头一样,家里人都慌了,以为她得了精神病,便带她来咨询。

经心理测验发现,她并没有精神病症状,猜测她内心有某种冲突难以化解,才有怪异的行为。而这种怪异行为可能是祈求某种安全感。

医生:你能告诉我为什么要下跪吗?

刘芳:我总觉得下跪后心中有一种安全感。否则,我总担心祸从天降。

医生:你可不可以告诉我,是什么祸呢?

刘芳:我说出来你们可能会感到好笑,你们也许会说我是一个不孝顺的人。因为我总是担心我的爸爸在开车时会出事。

医生:你下跪是不是为了祈求你的爸爸平安无事?

刘芳:是的。

医生:你觉得这样做是不是徒劳? 比如,下跪不能左右车祸的发生。

刘芳:是的,其实我也知道这样下跪没有意义。但是总觉得不下跪,心里有一种说不出来的难过和不安。总觉得会有大祸临头。为了使自己不这么焦虑不安,就下跪了。随着下跪的次数增多,这种不安的情绪也越来越严重。现在明知不合理,但无法摆脱这种仪式了。

医生:你有没有想过一些办法去克服这种行为呢?

刘芳:我也试过,比如说有下跪的冲动时,就跑到外边,或到人多的地方去。但这样做并不能减轻我的心理负担,后来还是偷偷地继续下跪了。

医生:那你有没有与家人说明白呢？希望他们帮助你？

刘芳:我知道这样做不好,所以不敢告诉家人,免得他们担心。

医生:你这样做是不是很痛苦,并有想解脱这种痛苦的愿望?

刘芳:我觉得非常的痛苦,这已影响到我的实际学习和生活。只是我想不出办法解决?

刘芳有种强烈的欲望解决这个问题:"医生,这是不是一种病,会不会是精神分裂症,能治好吗？你一定要帮助我!"

刘芳平时非常认真、心细、负责任,在个性上追求十全十美,追求绝对安全感。一个十分有意思的例子就是,每晚总是反复多次检查门窗。

我给刘芳的心理诊断是强迫性仪式动作。同类案例不少见,如一定要按某种顺序穿衣服,走路要按一定的方式等。从理论上讲,此症状继发于某个欲望,可能意在消灭灾祸,或防患于未然。但这种动作既不与现实联系,又明显是过分的,可患者却非做不可。做后能消除片刻紧张,但过一会儿又感不安,非继续做不可。

出现这种心理障碍的原因是病前有强迫人格。平时做事往往注意细节,要求十全十美,力求精确等;对待工作、学习、生活过分紧张,要求过于严格。

对于强迫障碍,解释和安慰是很重要的。刘芳认识到这是一种心理障碍,只是自己无法摆脱,这与精神病患者不知道自己有病是截然不同的。因此,要向她保证,这种心理障碍不会演变成精神分裂症,并向她解释出现下跪的原因只是为了缓解心中的紧张与不安。

许多强迫障碍患者看待问题的认知有偏差,所以需要认知矫治。她下跪的目的是为了父亲安全。其实,父亲更担心她的健康反而影响到他行车安全。这与她的愿望背道而驰。要让患者认识到这种怪异行为本来是为了消除自己的不安,结果却让家人不安。

行为训练是治疗强迫障碍的有效方法。当有强迫行为出现时,要让家人制止这种行为,让他们帮助患者度过最难受最不安的几分钟。通过几次制止或帮助,可以逐渐消除强迫行为。

督导要点

1. 选择 EPQ 及强迫症量表帮助诊断。

2. 支持性心理咨询中,理解、支持、解释等技术贯穿整个过程。

3. 强迫症治疗存在高症状、易复发、难控制的特点,咨询师必须有足够的耐心。

4. 强迫症的来访者自知力并不完整,有必要与妄想状态区别。

第十节　少年恋物癖

他 15 岁,初二学生,已发育。由于父母生意忙,他上小学一年级起,就一直寄读在老师家里。在 3 个月前,老师发现他用竹竿去挑邻居晒在外边的异性内裤,然后在上面写着"有人要强奸你"的字,然后又送回原处。终于有一天被老师发现,老师批评了他,他表示改正,并对老师说:"你不要告诉我父母"。但后来又发生几次,老师也紧张了,告诉家长后,立刻带他来心理咨询。

我见到这位少年时,他有点紧张、腼腆,也不敢看我。少年说:"我觉得不好意思。"我问:"你想过控制不做吗?"他说:"我一直在控制,但每当我看到内裤后,又控制不住,写字的时候有莫名的兴奋感,写完后又后悔不已。"

这种性心理障碍称为恋物癖,大多在青春期发病。有些人经一段时间会消失,也有人持续更长时间。心理治疗难度较大,但发现早并且及时干预,效果还是可以的。

应该说,家长和老师发现比较及时,尤其是这位老师有一定的心理学知识,了解性心理,为少年性心理障碍的解决抢到了时间。

使用行为治疗技术,主要是想象厌恶法。操作大体如下:让少年想象在内裤上写字,心理咨询师说一些令其不舒服的话。为了效果更好,咨询师录了音反复播放,使少年感到难受。每天在家听录音,经过 12 次的咨询,少年对内裤的兴趣下降。我们用暴露法治疗,让他面对有内裤的情景,使他学会自我控制,其间配合认知疗法。

少年到现在已不再有此行为,还须定期随访。建议当少年有某种性心理障碍时,家长或老师不要取笑,更不能打骂。因为这会使他们掩盖症状,造成今后治疗的困难。相反,关心他,理解他,帮助他,他会与师长沟通自己的想法,并愿意配合治疗。

督导要点

1. 恋物癖在 18 岁前是有可能治愈的,咨询双方要有信心。

2. 行为治疗中的想象厌恶疗法有一定效果,但要让来访者知情同意。

3. 恋物癖者个性内向,不擅长社会活动。所以,要鼓励他们重塑个性,树立自信心。

4. 同性家长要定期与孩子沟通有关性心理知识,及时化解困惑。

第十章

社会心理适应

第一节　如何克服长假综合征

春节后不久，我就接待了 47 名心理咨询求助者。

一位张姓来访者告诉我，这几天工作效率很低，久久不能进入状态，心情烦躁，精力难以集中、萎靡不振、无精打采，甚至身心俱疲，并有头疼、疲劳、胃口不佳、失眠、瞌睡等不适，有时还伴有抑郁、失落、焦躁不安等不良情绪反应。

长假综合征是因为长假娱乐过度，身体没有充分休息，人体生物钟被打乱，造成自主神经功能紊乱。进入正常生活状态时，生物钟调节不过来，松弛下来的"弦"一时适应不了紧张繁忙的工作，因而产生种种症状。

长假综合征不可等闲视之。轻者造成精神疲惫、效率下降，重者工作敷衍，造成社会不良影响。有群众尖锐地讥之为"休假前等一周，休假时玩一周，休假后治一周。"

如何克服长假综合征呢？

及时调整生活规律最重要。要根据平时工作的规律安排时间，静心地想想上班后该做的工作；晚上尽量早些睡，充足的睡眠能让人精力充沛地投入到新的工作中去。要经常提醒自己，把注意力放在眼前的事情上。可以通过听音乐、读书等休闲方式自我调适，有利于尽快进入工作状态。

调整饮食方式刻不容缓。多吃维生素。维生素是维持生理功能的重要微量物质，特别是与脑和神经代谢有关的维生素，如维生素 B1、维生素 B6 等。另外，抗氧化营养素如胡萝卜素、维生素 C、维生素 E 等，都有利于提高工作效率，在各种新鲜蔬菜和水果中其含量尤为丰富。还应多吃一些清淡的食物，如绿叶蔬菜类油菜、菠菜等，块茎瓜果如西红柿、南瓜、黄瓜、萝卜等，还有豆类食品如黄豆、豌豆、蚕豆、豆芽等。

适当运动至关重要。由于长假，人们的肌肉也大多松懈了，需要适度地锻炼。但突然剧烈的运动也不行，会造成运动伤害。可以先进行一些舒缓的运动，比如步行、慢跑、做体操、伸展等，再做一些使心跳加快、出汗的运动，让自己的身心"动"起来。

督导要点

1. 长假综合征是常见的心理咨询问题，是咨询师必须掌握的咨询热点。

2. 咨询师要有相对丰富的知识储备,包括医学、营养学、中医学、社会学的知识。

3. 咨询贯穿健康教育等形式,但不能说教。

4. 可将支持性心理咨询和行为治疗相结合。

第二节　为什么喜欢窥探名人的隐私

一位男性来访者告诉我说,近两年来,总是控制不住去网上搜某位女星的绯闻;最近半年,更是花钱通过私人侦探来了解对方。不管信息真伪,照单全收,并在朋友圈炫耀自己的"一手情报"。

并非人人都对名人的隐私感兴趣;对别人的负面隐私,人们似乎更感兴趣。是否可以这么分析:通过对明星负面隐私的了解,去除明星身上的理想光环,从而看到一个真实有缺陷的人。从对明星的否定中,人们找回自信。以下从弗洛伊德的精神分析角度来探寻窥探心理的根源。

个人成长的需要。我们降生到这个世界上,一切事物都是未知的。对于孩子来说,世界上的所有事物都充满疑问和隐私,怀着新奇、激动和迷惑,接触、了解和适应这个世界。越来越多的疑问和隐私就形成了一种动力,导致儿童对隐私的好奇和探求欲。甚至可以说,人类生来就具有好奇心,生来就存在对隐私的好奇。喜欢窥探隐私是天生的,是人类的天性。

为了获得别人的关注。生活在特定的群体中，需要通过不同的方式来体现自己在这个群体中的地位，以满足被这个群体其他人关注的需要。就像在一个班级里面，成绩好的学生通过优异成绩来获得别人认可，成绩差的通过做小动作或调皮捣蛋来获得同学的关注。窥探别人隐私的人，大多数也是为了向别人炫耀自己"知道得比别人更多"而获得心理上的满足，以显示自己的"能耐"。

自我保护的需要。生活在这个世界，安全是最基本的需要，每个人都有自己不愿为外人所知的隐私。为了不让隐私暴露而影响正常的生活，大家都在有意无意地打探别人隐私的同时，为自己设置一道防护栏。在潜意识里有两个准备：一是在自己隐私受到威胁时用以威胁他人，二是借鉴别人的过错来完善或提醒自己。

宣泄个人欲望的需要。按照弗洛伊德的观点，人们对别人隐私的窥探欲来自童年，来自对自己身世和来历的好奇心。儿童通过窥探父母隐私来了解自身来历，是成长过程中的正常欲求。如果在童年时期破解了父母的全部情感隐私，从理论上讲，长大之后将不会过分热衷于别人的隐私。只有那些儿童期窥探欲没有得到满足的人，成年后才会疯狂地窥探别人的隐私。有极少数人，通过窥探别人隐私，来满足一种扭曲、变态的原始欲求，形成了一种变态人格。由于社会文化背景的不同，我们不能完全用弗洛伊德的观点来评判窥探别人隐私的动机，但确实有人在窥视别人隐私时，会下意识地把自己压抑的欲望、憎恨或期待投射到别人身上，尤其是那些性隐私被曝光的人身上，借着别人的身体，依靠自己的想象，在意念上发泄自己的性欲和攻击欲，在心理上得到报复性或胜利的满足。心理学者苏晓波曾说："只要人格还没有成熟，人们还会热衷于窥探别人的隐私；只要还有欲望被深深压抑的人，就会有人挖空心思地揭露别人隐私，借着别人的隐私，宣泄自身的欲望；只要人性还存在着缺陷，窥探隐私的喜好就永远不会结束。"

人人都有偷窥欲。心理学家说，偷窥源自于人类天生的好奇心，是人人都具有的欲望。但作为理性的人，应该把窥私欲控制在适当的尺度之下，以不侵犯他人隐私为标准。中国人常常讲非礼勿视。如果超过此标准，从心理学层面上讲，就可以称为好奇心过盛，或是好奇心失控，再进一步，就是好奇心变态。

督导要点

1. 弗洛伊德精神分析理论适合揭示深层次的心理问题，咨询师要掌握潜意识理论、人格理论等。

2. 本案例咨询时，采用短期焦虑疗法，行为治疗比较适合。

3. 整合疗法是现代心理咨询的趋势，咨询师要熟悉主流咨询理论。

4. 建议选用明尼苏达多项人格量表测验。

第三节　永远站在孩子身后

一年一度的高考临近了，近一个月来，每个工作日都要接待很多考生和家长的咨询，咨询的主要问题是如何避免高考出现严重的焦虑现象。

考生张某觉得自己反正也考不上好的大学，与几位同学相约出去玩，有时夜不归宿。他妈妈不放心，带他来咨询，希望能帮助他正确调整生活规律，不要患上心理疾病。

由于成绩不理想，考生林某这几天情绪低落，常常哭泣，不断对妈妈说，如果考砸了，就死了算了，使妈妈非常紧张。

陈某考后总觉得被别人耻笑，觉得路上的人对他指指点点。母亲怀疑他已出现精神病症状了。

每年都有考生紧张不安，家长也是如此。但我发现，随着高考车轮的前进，考生和家长对高考的心态有些微妙的变化。学生的心态越来越稳定，家长却成了真正的恐惧主角了。

为什么会有这种变化？原因很多。考生们已有认识世界的能力，对高考地位的认识更理性、多元。他们对高考认知最主要的变化是：不再把高考当成人生成功的唯一道路。他们在意高考，但可通过其他方式接受各种形式的高等教育；他们中可能有人已上了录取线，但为了自己理想的专业，义无反顾地选择重考；有人先放弃高考，做了一些事业后，再

193

决定是否读大学。虽然也知道成功的路不止一条,但家长找不到,也不敢找。孩子们敢找,也敢试。以后,这种"敢"的勇气会更大,学生的紧张度还会下降。

家长们成为高考心理咨询的主角,原因也是多方面的。他们的经历决定了必然会紧张。因为家长大都是经历过高考的一代人,那时是"一考定终身",高考成功意味着人生成功。这种对高考的恐惧和期待是现在考生无法体验的。家长们现在还常常梦回高考,半夜惊醒。家长常以己之心度孩子之腹,认为孩子也会紧张,既给自己造成极大的压力,也影响到孩子的正常心态。

相信孩子,他们至少对高考的态度比家长理性。大人远远地站在孩子身后吧,做出轻松的样子,默默为考生助力,及时帮助他们解决心理问题。

督导要点

1. 家长要了解,在高考前与被高校录取前考生心理的"真空期"内,学生都会有各种心态:喜悦、焦虑、追悔、痛苦、抑郁、愤怒等。与考前相比,考后的心理状态有以下变化:考前主要有焦虑、恐惧、不安、激越等情绪,考后则主要有后悔、焦虑、愤怒、开心等。

2. 家长的心理问题主要以家庭治疗为主。建议不要将自己的焦虑转嫁到孩子身上。家长要让孩子接受自己,陪伴孩子。

3. 在适当的时间听取孩子的想法，不要否定他们的决定。

4. 建议家长学习认知疗法的一些技术。

第四节 坚守底线

他现在很烦恼，尽管事业成功，但总是不满足。尤其是熟人圈中一些人取得比较大的成功时，就产生莫名的烦恼。他也觉得自己容易被财富、权力、美色等诱惑，但不知道如何克服。

现在生活中，男人的确要面对金钱、权力、美色等的诱惑，尤其成功男人，面对的诱惑更大。生活中，当人们谈及一位成功男人时，总会调侃说："他换了房子和车子，老婆不知换了没。"

对金钱、权力、美色的追求有其本能的一面，从潜意识层面来说，人的欲望是巨大的，人的需求是无止境的。但我们并不是总在追求这些东西，因为我们有一条道德的底线，让自己止步在底线之外。

在红尘中，有些男人对成功的认知似乎已扭曲。在官场上，要更高的职位；在生意场上，赚更多的钱；在情场上，得到更多异性的青睐。以此为成功的标志，于是，常常不顾健康、忽视家庭、扭曲个性、不择手段，整天生活在面具下面。他们既体会不到目标的乐趣,更无过程的喜悦。原因在于"欲无止境",没有心理底线。

底线就是其最低的道德红线和最低的需求红线。追求更好、索求更多、奢求更高没有错,但如果没有底线,最终会掉入欲望的陷阱,输得精光。

要把握底线是很难的,需要克服本能的欲望和社会的潜规则。从心理学上说,人格结构中的超我起了决定性的作用,而超我与后天的受教育程度及自省深刻相关。

把握底线首先要回答什么是底线,否则就会迷失在底线之下。每个人都有自己的底线,但有一样是相同的,那就是责任和尊严。我们可以有许多追求,但如果追求的会使我们失去责任和尊严,那么我们就跨越底线了。

把握底线就要常常问自己到底为什么生活。追求到更多的物欲真的就好吗?那些尚未得到的梦寐以求的目标真的那么重要吗?鲜花、掌声、微笑、赞美,以及居高临下地俯视,不就是一种自欺欺人的奢望吗?

把握底线就要问到底什么是成功。失去单纯的快乐就不算成功;某个职位或地位、某种愿望或奢望、某种表扬或赞赏需要我们放弃做人的尊严,我们宁肯不要;浪费了与父母、亲人团聚的机会,浪费了阳光下的读书时间,丢弃了和爱人牵手的浪漫,那不是成功,而是失败。

面对底线其实就是面临选择,选择可能痛苦,也可以升华。责任和尊严应是每个人的底线。

第五节　我不快乐,我只剩下钱了

"我觉得自己活着一点意思都没有。"我很惊讶。在大家眼中,刘先生有事业、有地位、有教养;穿着得体,脸上总是挂着微笑,说话幽默,举止高雅。于是我说:"不要开玩笑了,如果你觉得活着没有意思,那么我们都要自杀了。"

他很严肃地说:"这也是我的痛苦之处。因为没有人会认为我是一个不快乐的人,所以我没有办法与他们交流。你是专业医生,才与你谈这个问题。"

刘先生从事汽车配件生意,赚了不少钱,现在的别墅也是一年前买的,家里的豪车也有几辆。两个孩子,一个在英国学习,另一个在上海读书。太太帮其打理事业,自己在某大学读 MBA。

我说:"事业有成,家庭幸福,怎么还这样不开心呢?"

他叹了口气："我也觉得应该知足。但是我现在却有麻烦。我的好朋友是个领导,对我的事业很支持,常常给我一些方便。我很感激,这点你懂的。"

我笑笑说："我懂的。有这样既是朋友又是领导的人支持,不是很好吗?"

他说："是的,可是半年前,这位朋友因为受到某事牵涉,被相关部门调查。他说了我曾送给他钱物,于是我也被叫去配合了好几天。我以为他和我之间是朋友,有些礼品往来没什么关系,于是就承认了一部分。想不到,他因受贿罪判了刑。唉!是我害了他,他如此帮助我,而我却把他出卖了。你说我还是人吗? 想到这些,我真的想一死了之。"

我安慰说："你这些礼物也够不上受贿,他被判刑是因为收了别人更多的东西,你不必太放在心上。"

他说："也许我的那点东西是压倒他的最后一根稻草。每每想起这点,我就觉得对不起他。尤其到了夜里,根本就睡不着,坐着一支烟一支烟地抽。妻子安慰我,说这不全是我的错。我有时也这样想,但没有办法消除内疚感。"

我说："你妻子的话是对的,你的初衷也不是要害他。你现在还这样抽烟吗?"

他说："是的,现在常感到心情压抑、郁闷、沮丧,提不起精神,感觉愧对朋友。注意力、记忆力也明显不如以前。一些朋友觉得我变得无精打采,都问我是不是病了,我怎么好意思说呢?"

他停了一会儿,声音更加低沉："情况比以前更严重了,我现在难受的时候,常常用拳打自己的头,摔东西。公司的职员也被我骂哭好几个。更加恶劣的是,我妻子上周晚上回来迟点,我控制不住,骂了她,还摔了家里的电视机。妻子一气之下,去了上海。现在我是孤家寡人,好友因我被关,老婆因我离家,员工因我而怕。觉得除了钱,我什么都没有了,还不如死了算了。"

我说:"我理解你的痛苦,但没有你想得那么糟,更没到死的地步。你也不要心急,从治疗到完全缓解一般需要6～8个月。"

他有点迷惑说:"如果真的能治好,愿意等更长的时间。你能体会吗?真是心病烈如癌啊!"

我点点头:"是的,患癌症的人,总是想尽一切办法让自己活下来,而有抑郁症的人却想尽法子让自己死。"

"我将系统地帮助你。但首先要做的是,提供一些原则性的建议。其他问题,在接下来的时间里,我们共同讨论咨询方案和方法。"

"首先你要对自己有积极的态度,你不只剩下钱,还有你的能力,你的朋友。现在的情况只是抑郁情绪下的表现,不是真正的你。就像一个人患了感冒,四肢无力,流涕发烧,不能工作。你不会觉得自己就是这样的人,你相信感冒好了,这些症状会消失。抑郁症治愈了,你会成为原来的自己。"

"其次,改变自己的思维模式很重要。抑郁症患者容易以偏概全地看问题,从一件事得出全部的结论。就像你认为自己做了对不起朋友的事,就认为自己什么都不是。就算某件事做得不好,其他事并没有不好,而自责的情绪让你陷入痛苦之中。所以，要就事论事，不要认为不能扫地，就不能做大事。事实上做大事的人并不擅长做扫地之类的小事。"

"最后，忙碌赶走忧愁。多做事，多运动，多社交，留给抑郁的时间就会少。每天做一个作业，就是当自己有消极的想法时，就立即写下积极的想法进行对抗。时间一久，就会有自动的积极思维。其实，积极和消极的思维同时存在，就像面对阳光时，背后有阴影，要学会选择阳光心态。"

刘先生的咨询共进行了 8 个月，共 24 次，认知疗法是主要方法。现在的他正在事业的道路上朝气蓬勃地前行。

督导要点

1. 咨询师要选择合适的心理测验量表。对成人，可以结合使用明尼苏达多项人格测验和症状自评量表。

2. 认知行为治疗对抑郁症有效，我国咨询师大都选择艾利斯的合理情绪疗法。

3. 让来访者树立信心很重要，信心比黄金还珍贵。

4. 抑郁症的咨询需要一定的时间。由于容易复发，即使症状消失，也要定期随访。

第六节　过分整容是心理疾病

陈小姐在母亲的陪同下，来心理咨询。大学毕业后，在找工作时，HR嫌她个子不高，婉言谢绝。她很难过。后来有人告诉她，可以通过整骨手术，把腿拉长。但手术后遗症很大，如不能正常跑步等。家长和她的想法有比较大的分歧。

有关韩国"人工美女"的报道层出不穷，我国各地也有所谓的"人造美女"的说法。其实，对于整容整形，大众多存偏见，认为这是青年人的幼稚行为，或是成年人无聊的游戏。有心理学家对整容者做过调查，结果显示，有30％左右的人或多或少有心理问题，一些整容失败者心理问题就更加突出了。但整容整形者并不全是因为心理问题。他们的理由可谓多种多样，体现出现代多元生活元素。

想更易更快建立人际关系。我们都有过被以貌取人的经历，明眸、红唇、皓齿是那些英俊潇洒、漂亮大方者的一种优势。我们只是想与人更好地建立人际关系，在生活中有更多成功的机会。

为了得到一份更好的职业。有HR不喜欢皮肤黝黑、眼小嘴大、鼻梁凹陷，容貌不佳的求职者。预订整容的学生已经排起了队，其主要的原因是为了找份好工作。

从某种意义上讲，作为社会心理现象，整容已逐渐被人们所接受。在欧美国家，整容是稀松平常的事情。在他们看来，借助医学的力量，改变或者控制身体自然演变的趋势，不存在任何观念上的障碍；在韩国，女孩成年后，如果有机会向爸爸要一份礼物，那她多半会要一笔钱去整容；在日本，整形美容已经变成和化妆同一层次的事，满街都是整过容的"人工美女"。在我国,整容风潮也有了社会基础。但是,不可否认,整容者中的确有心理问题者。

他们的容貌已经很好了,仍要通过手术变得更漂亮些。手术是帮不了这些人的,他们存在过于追求完美的态度。

他们对整容后的变化没有心理准备,即使整容非常成功,他们也会因对自我的陌生而后悔莫及。

他们即使自我满意,由于得不到家人及亲戚的理解和接受而郁郁寡欢。

他们整容只是因迷信面相,竟希望以此来掌控自己的命运。

整容也许可以把丑小鸭变成白天鹅,但不能把蚂蚁变成大象,不要对美容手术寄予过高期望。不称心的衣服可以不要,不恰当的手术贻害终身。真正的美丽是气质、能力、外表的综合体现。

督导要点

1. 对于整容整形的来访者,咨询师要分辨是否存在心理问题;要选择 MMPI 的心理测验,协助诊断。

2. 如果是选择性困难、强迫倾向的来访者,应帮助其分析利弊,但不能提出倾向性建议。

3. 对偏执的来访者,建议转介精神科就诊。

4. 支持性心理咨询是主要的咨询方式。

第七节　情绪型犯罪的心理分析

美国弗吉尼亚理工大学韩国学生赵承熙开枪杀死 32 人后自杀,成为美国历史上最严重的校园枪击案,震惊了世界。从目前的资料来看,赵承熙杀人的动机缘于情变和对富家弟子的仇恨。赵承熙性格内向,不合群,行为怪异,曾在宿舍内放火,还跟踪过女同学。从他写的剧本作业中可以看出内心充满仇恨,早有杀人动机。

赵承熙的血腥行为可能属于情绪型犯罪,这类人心理结构特征通常表现为 3 个方面。

自尊心、成就感过强且畸形发展,自视甚高,而在实际生活中并不如意。

其情感品质表现为缺乏原则性和不稳定性。在利己主义心理支配下,个人的情感总纠缠于那些与自己利益相关的生活琐事,情感范围非常狭隘,极易与他人发生利害冲突。也极容易被激怒,爆发性强。

挫折耐受能力差。一有困难、挫折,便进行外投射归因,把失败的原因归咎于别人和社会,并无情地报复。

情绪型犯罪的人大多有失意经历,在工作、学习或生活方面不尽如人意;人际交流困难,被人嘲笑,被人讨厌,被人轻视等。这些都可以认为是个人的挫折。受到挫折后产生攻击心理,是一种反应性的正常情况,如迁怒于物,也可能迁怒于人。但是，这种报复心理持续发展进而不断地实施攻击，就成为扭曲的心理。这种情绪型犯罪具有明显的预谋过程，目的指向明确，不达目的不罢休，发展下去甚至成为变态心理。

这些人作案手段非常恶劣、残忍，往往无特定对象。一些被害人与罪犯无冤无仇，主要是发泄对现实的不满，带有报复情绪，但死伤的大多是无辜者；还有扩大化的自杀，自己想死，还要拉人陪葬。

如何从心理方面预防呢？

要加强心理素质教育及其培养。情绪型犯罪大多发生在犯罪高发期的 18～25 岁年龄段，心理上尚未成熟，并且很不稳定。所以，学校要帮助青少年心理成熟，帮助他们顺利度过这一阶段。

重视心理健康的教育。赵承熙有严重心理问题，曾求助于校方和警方，但似乎没有人把这当回事。他只接受过两次心理辅导。如果当时引起重视，结果可能不会这样。

主动关心他们的生活。有情绪型犯罪倾向的人往往得不到别人的关心。给予爱心、关怀是化解他们内心仇恨的唯一方法，要以德报怨的方式关爱他们，切忌以怨制怨。

学会化解心理压力的技巧。挫折是个人的必修课，不能成为报复社会的理由。有许多方法可以化解我们的压力，如酸葡萄机制、转移机制、升华机制等，都将帮助我们活在知足常乐的生活中。

督导要点

1. 要和善对待情绪型咨询对象,避免长时间对视。

2. 对来访者的言语咨询师不支持或反驳,增加依从性。

3. 理解接纳来访者,在一定的咨访关系下提出咨询师的建议。

4. 可使用修饰性提问。

第八节 狂热与迷失

近一段时间,温州瑞安开始疯狂"炒地基",据说多达 300 亿资金进入,甚至一些卖早点的大婶都加入这场游戏。不足 30 平方米的房间挤满了各式"炒客",脸上挂满了诡异的微笑。这种情景很容易使人想起当年"炒君子兰"的情景。

于是,患上心理疾病的大婶就出现在我的心理咨询室。她今年 53 岁,是个本分的小杂货店掌柜。面对炒地基现象,刚开始还冷眼旁观,认为他们"疯了"。但传过来的消息使她紧张起来:由于新农村建设,老房子不能单独拆建。而儿子长大了,结婚的房子还没建成。如果买了地基,就可以盖房了。所以,她一家人也加入了这场"博弈"。就在一周前交了 20 万定金。政府政策出台,地价下跌了 1/3。如果买进,可能会亏损更大;如果不买,20 万被没收。激烈的心理双避冲突使大婶连续一周不能入睡,情绪低落,后悔莫及,有轻生念头。

狂热的冲动往往使人情绪亢奋,因而失去理性的判断。实践证明,这种击鼓传花的最后一位游戏者必定成为悲剧人物。他们的结果可能各异,但出现心理问题或心理疾病的概率一定最大。

大婶心理问题的诱因主要是社会因素。狂热、冲动之后的寂寥、后悔交织在一起,很容易诱发心理问题。这也是为什么社会活动越纷繁,心理疾患越多的原因。人们在冷静的时候,认为自己是个理性的人,会守住欲望的底线。但狂热的时候,也会为自己找到一个貌似理性的理由辩解,从而犯下以前自己所嘲笑的错误。

当我们狂热,认为前途一片光明时,一定有看不到的陷阱;当我们认为理由正当且唯一时,一定有我们无法认知的相反理由,而在失败后才觉得这理由是唯一正确的。所以,在狂热状态下做事,一定要冷静、再冷静,而后行动,避免损失。

对大婶的心理咨询方式,以理解支持为主:帮助她接受损失的痛苦,避免指责。改善她的睡眠状况,并尽量恢复她的情绪状况。与大婶分享:每个人都有可能会有一次狂热后的损失,这是人生的一部分,成长的代价,但不应有第二次。

督导要点

1. 短时间内出现强烈的情绪反差,容易出现心理危机。心理危机的干预应把生命安全放在第一位。

2. 理解和同情要贯穿整个咨询过程，不能使用说教、责怪、因果论。

3. 认知疗法尤其是合理情绪疗法的使用很重要。

4. 个性重构也是本案例咨询的要点。

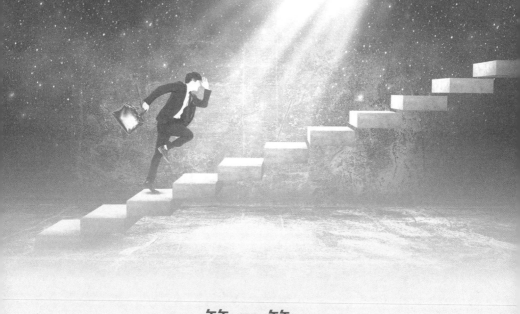

第三篇

咨询个案共读

第十一章

儿童青少年心理

案例一 儿童抽动障碍能治疗吗

医生,您好!

我孩子是三年级小学生。一年来,我发现他反复眨眼,以为他有沙眼,带他到眼科就诊。结果没发现眼睛有什么问题,但眨眼的现象却没有减少。最近还增加了不断耸肩的毛病。这病心理科能治疗吗?

您好!

您孩子的问题可能是儿童抽动障碍。抽动障碍是指身体任何部位的一组或一群肌肉发生不自主、重复、快速的收缩,多发生于儿童时期,以 5～12 岁的男童最为多见。少数可持续至成年。

抽动障碍的临床表现为眨眼、挑眉、皱鼻、伸舌、舔唇、点头、摇头、耸肩、弹指等交替发生。轻者每日阵发性抽动,持续时间不超过数分钟,也有长时间不抽动。严重者则频繁抽动,间歇以数秒或数分钟计算,很难看到间歇或停顿。更有甚者,会出现抽动秽语(Tourette)综合征(发声与多种运动联合抽动征)。一部分患儿会有情绪不稳、学习困难、攻击行为,发作时尖叫、冲撞墙壁、威胁或攻击他人等。

儿童多种抽动障碍的病因仍不清楚,可能与精神因素、躯体因素、遗传因素、神经递质代谢障碍、发育问题有关。抽动障碍主要采用心理和药物相结合的综合治疗。一般而言,短暂抽动症状及没有明显功能损害的单纯性慢性运动性抽动症状并不需要药物治疗。

儿童出现抽动症状是不可控制的,并非孩子有意所为,千万不可因此责备或惩罚他们。老师要建议其他同学不取笑或歧视患儿,由此帮助患儿消除由疾病引发的紧张、自卑心理,使其保持正常的生活与学习。

要科学安排患儿的作息时间,使生活内容丰富多彩,鼓励患儿参加有益的文体娱乐活动,同时还要避免过度兴奋和紧张疲劳。当选择药物治疗时,医生应根据危害重的症状,使用对症的药物。药物治疗应采用最小的有效剂量和遵循个体化原则。不必强求增量,企图将抽动症状完全控制,只要不影响生活、学习并尽可能使症状在公众场合或陌生人面前不被注意即可。

案例二 儿童为何频繁夹腿

医生,您好!

　　我女儿今年11岁。近半年多来,我们发现她一个人坐着时,常常两腿并拢。前后摇动,脸部潮红,喘气流汗,两眼发直等。医师怀疑患上了儿童癫痫,服抗癫痫药未见好转。现在我们很紧张,不知这是否属心理疾病,怎么办?

您好!

　　你孩子可能得了一种心理疾病夹腿综合征。这是一种儿童发作性症状,是以夹腿为主要特征的不良行为,发病年龄为7～14岁儿童,女孩多于男孩。目前认为原因有如下3种:

　　生理因素:如会阴部湿疹、蛲虫、裤子过紧、尿布潮湿等局部刺激所致。

　　心理因素:如儿童在家感情得不到满足,母爱不够;在学校成绩不理想,常受老师批评或同学欺负。转而沉湎在自身上寻刺激。

　　不良的社会因素:如较大的孩子,偷看黄色书刊或听了坏人的教唆等。

由于人们对夹腿综合征不是十分了解,因此常常不能及时发现或被误诊为癫痫等。其实,只要及时发现并正确治疗,效果是理想的。

要培养儿童正常的生活规律,按时睡眠和起床,不要过早上床,早晨不宜晚起或赖床。同时要注意个人卫生,不穿过紧的衣裤等。

不要轻易惩罚孩子,反对强行禁止这种行为的出现,以免孩子内心过分紧张;要给患儿一个良好的家庭环境,充分给予孩子家庭的温暖和爱护;培养其广泛兴趣,通过消退心理疗法,慢慢地让患儿把兴趣转移到其他活动中,从而淡化夹腿念头。

案例三 早恋不可取

心理医师:

我是一位八年级的女学生,很喜欢班里的一位男同学,常把他的名字写了一遍又一遍。我知道这样不好,尽量想忘了他,但很难做到,不知怎么办?

您好!

每个人当生理发育到一定程度,自然而然地会对异性产生好感和想接近的冲动,这是心理的正常现象,不必太过自责。

虽然是正常心理现象,但不意味着我们已经到了能谈恋爱的年纪。因为有资格谈恋爱是有条件的,比如,要懂得恋爱要相互承担责任和义务,懂得对方的爱意并能表达自己内心感受,懂得爱情神圣不同儿戏,懂得恋爱可能失败而有勇气承受痛苦,具有相应的经济来源和适宜的社会地位以保证完成爱的结合,等等。显然,你们在这一年龄段不可能具备这些条件。因此,我很赞成你不想这样做的观点。

想尽办法控制自己这不宜的想法,有一点要注意,为控制而控制是很难奏效的。因此,我主张转移分散自己的注意力。因为有恋爱冲动时,注意力会过分集中在他的一举一动上,以致自己在情感的泥潭中越陷越深。如果把注意力分散在其他方面上,那么他的行为对你的影响就不会大了。久而久之,就会遗忘他。

对于学生,分散注意力的最佳方法就是投入到学习和社交方面。尤其在当自己认为最会想他的时候,多与同学交谈或去做一些自己喜欢的事。那么,他在你心目中的影响就会降低。

要允许脑子想他,因为大脑思维是不易驾驭的。但像写他名字之类的行为不要再做了,因为这会加深你的印象。希望能记住这一点。

案例四 儿童为何撒谎

医生,您好!

我儿子今年 10 岁。我们发现他喜欢撒谎:作业没有完成说已完成,没有去过的地方说已玩过等。我们曾多次批评他,揭穿他的谎言,可撒谎依旧。家长该如何对待呢?

您好!

孩子说谎不是一种诚实的行为。由于儿童对诚实的理解及对道德规范的形成有先有后,加上他们有时难以区分幻想与现实,所以,出现一些说谎的现象是可以理解的。

儿童撒谎的动机大多是出于自我保护。如他们做错了事,为了避免老师、父母的斥责和惩罚而撒谎;为了引起别人的关注而自吹自擂。当然,不恰当的教育方式也是较常见的原因,如一些父母平时常表现出对孩子的话不信任、怀疑,久而久之,这些孩子宁愿撒谎也不说真话;对孩子在玩耍或生活中的说谎不加制止,反而大加赞扬,认为是一种聪明的表现,最后弄假成真,养成说谎的习惯。

原则上,儿童偶尔说谎不必过于紧张,但如果说谎成为一种恶习,那么就必须矫正。

要从小培养儿童良好的道德观。根据孩子越小越诚实的特点，要从小培养儿童诚实，对他们的第一次说谎不鼓励、不表扬，及时引导。

父母要以身作则，自己首先要做一个诚实正直的人，并以诚实和正直的态度对待孩子，不轻易许愿，答应过的事要言而有信。许多孩子说谎是父母说谎行为长期潜移默化影响的结果。

不要用严厉或经常性的惩罚方式对待孩子的过错。任何人在即将面临羞辱之前都会撒谎。如果父母不断指责孩子的失误，孩子就会为了保护自己的自尊而撒谎。应给他们一种安全感，这样他们才会勇于承认错误，避免撒谎行为的出现。

案例五　厌食缘于心病

医生，您好！

我女儿今年 18 岁，在一商场当营业员。她总认为自己很胖，现在每天只吃两三两饭，零食也不吃。如果应酬吃多了，就用手指来催吐。体重只有 80 斤了，还说自己很胖。现食欲很差，吃东西就想吐。曾去过不少医院就诊，服了不少的开胃药、止吐药，没有什么好转，不知心理治疗有无办法？

您好！

根据你的介绍，你女儿的确得了一种心理疾病——精神性厌食。这是一种以节食和体重减轻为表现的心理疾病，以青年女性为多见。如果不积极治疗，会给其心身带来严重的影响，甚至威胁到生命。

精神性厌食与不恰当的审美观有关。有人把它称为时代病。一些女子以瘦为美，减肥成瘾。她们不采用体育方法来提高脂肪的消耗，而用盲目地节食或滥用减肥食品或药品，达到减肥的目的。因此，女性有这种心理疾病的可能。

精神性厌食的主要原因是怕胖的心理在作怪，而非真正的食欲减退，有些人甚至还有一定的贪吃行为。他们还对自己的体形有错觉，即使消瘦也仍感太胖。因此，开胃药无法增加她的食欲，还应以心理行为治疗为主。

心理行为治疗要求家属在心理医生的指导下，制订定时定量的进食方案，并监督。饭后 1 小时内不要让其单独活动，以防自行催吐。同时，要奖罚结合，假如她每周能增加体重 1～2 公斤，可得到她所喜欢的东西或活动，否则惩罚等。这种奖罚措施可以增加对食物的兴趣。

药物治疗是辅助手段，有时会有戏剧性的好转。当然，拒绝治疗者应住院，否则，消瘦严重，治疗就很困难了。

案例六　智　商　测　验

医生,您好!

　　我儿子今年 9 岁,读小学二年级,考试成绩一直在倒数几名,拖了班级名次的后腿。班主任暗示我们带他到医院做智力测验,如智力低下,其成绩就不算入班里平均分了,也不会拖后腿。我们很难接受老师的建议。同时,想了解,智力测验是否真能测他的聪明程度,对身体是否有影响?

您好!

　　我很理解你的心情,老师的这种做法是不妥的。因为智力低下而不计入班级成绩,会使孩子产生孤立、不合群之感,今后的人格培养会出现异常。因此,有必要向班主任表示不同意见。不过,成绩不好,做一下智力测验是有必要的,它能较客观地反映一个人的智力发展水平。

　　智力测验是由一定数量的测验项目或作业组成的。这些作业经过精心挑选和加工,并有一定的标准值做比较,可以了解其智力水平。

　　目前智力测验较多使用韦氏智力量表,它能测某些方面的智力,如知识水平、判断能力、推理能力、抽象概括能力、言语理解能力、灵活性、辨别能力、分析综合能力、理解能力、组织能力等。智力的高低用智商（IQ）表示。IQ 在 90～110，是中等智力，大部分人在这个水平；IQ 在 130 以上，是天才；在 70 以下，智力低下。孩子测试以后，对照一下便知他的智力水平。测验主要通过作业完成，对身体不会有损害。不过，考虑到检验的局限性，确诊还要结合其他方面的检查。

一个人学习成绩不理想，除了智力外，还有非智力因素，如学习环境、教学方法及家长的教育等。家长和老师应一起分析，找出真正的原因，不能往"智力低下"一推了之。

案例七　矫治口吃不难

医生，您好！

我今年 17 岁，在七八岁时，由于模仿邻居而患上口吃的毛病。现在与家人或熟悉的朋友交流时还不严重，但与陌生人或者回答老师的问题时，半晌也说不出一句完整的话。我感到很自卑，如果口吃不矫治的话，今后怎样就业，怎样社交呢？

您好！

口吃是一种典型的心理疾病，确实会给你带来不良的影响。在更加提倡个性发展的今天，这种影响就更加明显了。

所谓口吃，只是偶然性言语失误，在心理因素的作用下转化成的不良言语条件反射。原因有两种，大多数人是通过模仿别人而得病的；也有少部分人对自己偶然性语言失误采取了特殊的态度，即在说话时提醒自己千万不要口吃，结果是越注意说话，口吃就越明显。

心理障碍是导致口吃的催化剂，尤其是有意注意。有口吃的人比没有口吃的人在说话时更加"严格要求""不肯原谅"，即抵抗口头语言的自然规律，结果加重了心理负担，使本来可以正常工作的嘴巴不能正常工作了。

矫正口吃的关键在于排除心理障碍。不要把不好的现象都归咎于口吃，正常人也会出现如说话时重复、停顿、失误，以及因思维、交际困难造成的语言不畅。目前矫治口吃的最佳具体方法是转移有意注意，即把对口吃的注意力转移到对口才的注意，变口吃训练为口才训练。当你把全部心思都用于如何使自己言语表达语调美、表情美、节奏美时，就实现了注意转移，口吃也就消失了。

实践证明，口吃不是不治之症，有口吃的人其口才潜力无穷，只要自信，一定能克服它。

案例八　儿童早期教育要适宜

医生，您好！

　　我儿子今年要读小学了。看到朋友家同龄孩子已提前学习小学课程，能读拼音，能算术，能背古诗，会写不少字，心里就特别着急，我也想下力气去教。但当想起那些曾经这样学习的孩子成绩也不过如此，心里就特别矛盾。请问我是否应教这些知识给他呢?

您好!

你的问题有一定的代表性。随着社会竞争的加剧，家长们望子成龙的心情日益迫切，在所谓的"不让孩子输在起跑线上"的论调影响下，一些家长纷纷开始超前教育，以期孩子获得更强的学习自信心。岂知这等于"拔苗助长"!

儿童在各个年龄阶段有不同的心理需要，有其心理及智力发展特点，以及形象、抽象思维规律。学龄前儿童的学习形式主要是通过游戏，而不是课本。如果让孩子学习那些初中生也难以明白的古诗，而这些本该在学校学习的，就等于剥夺了这个时期孩子宝贵的广泛探索外界知识、在游戏娱乐中学习的机会。心理学已经发现，那些过早接受课堂化教育的儿童，之后探索心和求知欲可能会明显低于那些按正常程序接受教育的儿童。

超前教育最大的问题还在于对儿童个性、心理成长造成很大的影响。这些孩子可能不与家人进行有效的亲情交流，许多孩子的负性情绪因此增加，也就是常说的心理虐待。在学习上，他们由于失去新鲜感而出现厌学、注意力不集中、作业拖沓现象;在性格上，内向的孩子更加懦弱，外向的孩子则容易产生报复、反抗、逆反心理。

因此，我不赞成让孩子过早接受课堂化教育，家长应尊重他们的心理需要、人格特征，要留给孩子充裕的游戏、社交时间，切不可随大溜搞攀比，力求所谓眼前的"胜人一筹"。

案例九　不要怕走神

医生，您好！

　　我是高二学生，近段时间，发现自己特别容易走神，胡思乱想，很难控制。提醒自己要认真听课，还能勉强集中3～5分钟，然后又走神了。学习效率极差，成绩下降，真不知如何是好。

您好！

上课或做其他某些事情时，偶出现走神现象本是件很正常的事。但是你如此地专注走神，且发现自己大部分时间在走神，而无力克服，那么就应考虑是强迫思维了。

强迫思维是一种心理疾病。据心理学家研究，大脑可以"主动"思考，也可以"自动"思考。当主动思考不存在或主动思考使大脑疲劳时，大脑就会自动活动，在你看来就是走神、胡思乱想，这也算是大脑的自我放松吧。这种自动思考有其自身的规律，难以凭意志控制。当注意不到它妨碍思考时，就不会有什么问题；当认为它会妨碍学习而去控制时，就会花更多注意力去关注它，怎么会不影响学习？

明白了以上道理，那么，对待走神的方法就是：一、转移注意力。不控制，不排斥，而是接受走神。把走神当作学习的一部分，而不是外来干扰，把注意力转移到老师的语言、手势或板书上。这样就会逐渐摆脱出来。二、用矫枉过正的方法。当出现走神时，不但接受它，而且还主动去"胡思乱想"，这也能克服它。

刚开始这样做会痛苦，也担心这两种方法在短期内并不能很快改善注意力。不要急于求成，用一种积极的态度看待它，今天比昨天好，明天会比今天好，那么走神就很快被克服了。

案例十　青少年闭锁心理

医生，您好！

我儿子今年读高一。我发现他整个人变了个样：在初中以前，人很开朗，有什么事，总是跟父母不停地讲，人也很听话，我们的意见他都乐于采纳。但现在跟我们没什么话，有时一个人若有所思的样子，还发脾气，顶嘴。前二天他爸爸说他几句，竟一夜不归。我们担心他是否有心理障碍。

您好!

我很理解你的心情。不过,从心理学上讲,青少年中不少人有类似你儿子的情况,称为青少年闭锁心理。不必太担心,你儿子心理正向成熟过渡。

造成青少年闭锁心理的原因主要有两个。一是他们的独立意识在增长。青春期后,随着实践范围扩大,他们开始积极地用自己的内心体验世界,不愿意再盲目地依赖父母,有时会用成人的要求来表现自己,如有问题不与父母商量,故作深沉,反抗父母的批评等。二是他们自尊心在增强。青春期后,自我观察、评价、控制等能力都得到提高。他们内心世界很精彩,充满许多独特的想法和憧憬。但视这些为隐私,怕大人知道后会被耻笑。于是,把内心世界闭锁起来,不敢与父母交流,但会把这些秘密宣泄在日记里或倾诉给其他人。

闭锁心理是青少年心理发展过程中的正常心理,并不是异常的心理表现。但家长可能未及时了解子女的真实想法而错失及时教育机会;他们也可能在受到精神打击后不能进行有效的宣泄而出现性格改变,甚至出现心理障碍。因此,家长也要引起重视。

在家庭教育中,家长要换种眼光看待孩子,少用训斥或命令的口气对待他们,多用平等、商量的口吻,多用疏导、引导的方法,使他们视父母为真正的良师益友。那么,亲子关系将是温馨无限的。

案例十一　孩子得了学校恐怖症吗

医生,您好!

　　我孩子是小学二年级的学生,今年开学后没多久,总是不愿意到学校读书而在家学习。去学校后出现肚子疼及呕吐,有时候还发烧,而回到家却很正常。开始老师和家长都认为她是假装,可每次到学校就会发作,使我们感到紧张不安。也曾在儿童消化科就诊,但没有明显的缓解,想咨询是不是心理问题。

您好!

　　您孩子可能得了一种心理疾病——学校恐怖症。该心理疾病是恐怖症的一种临床表现,多见于女孩。所谓儿童恐怖症是指儿童不同发育阶段的特定的异常恐惧情绪。表现为对日常生活中的一般客观事物和情境产生过分的恐惧情绪,出现回避、退缩行为。患儿的日常生活和社会功能受损,并且已有上述表现至少1个月。学校恐怖症是指儿童对学校有强烈的恐惧感,回避老师和同学。患儿上学前诉说自己有头痛、腹痛等不适,并伴有焦虑或抑郁情绪。这类同学大多学习成绩尚可。

　　出现儿童学校恐怖症的直接诱因常常是:教师过分严

厉,对学生态度简单粗暴,甚至实施体罚或变相体罚;学习成绩不稳定;在学校遭到某些挫折或侮辱;师生关系、伙伴关系紧张;家庭发生某些变故,如父母生病、亲人死亡等。

克服儿童学校恐怖症,需要家长、老师、医生、患儿共同努力。

要调整家庭教养方式,不能溺爱。要改善家庭气氛和环境,分析家长的个性特征、行为方式和情绪反应对患儿可能产生的影响及程度,促进家长与学校沟通,让孩子尽快重返校园,适应学校环境。

学校要详细了解患儿在校学习时的困难,是学习负担过重还是人际关系紧张? 然后,根据具体情况做适当的改进和调整。也可以考虑换班和转学,使患儿尽快建立自信心,使之较容易地返校学习。

在心理治疗时,心理医生在详细了解发病经过、发病诱因、患儿客观存在的困难和问题、学校及家庭中的不利因素之后,帮助家长和学校设计返校计划。如让老师主动与学生接触,让学生逐步增加到学校学习的时间等。要及时鼓励、关心患儿。

若患儿伴有严重腹痛等躯体症状,应配合抗焦虑药物及认知疗法。

12

第十二章

家庭心理

案例一 亲子鉴定之我见

> 医生，您好！
>
> 结婚 6 年来，我先生一直与我讨论一件事，要给儿子做亲子鉴定。我问原因，他只是说现在流行，自己也想赶时髦。但我知道，他是听了亲戚说孩子像我不像他，起了疑心。我心里是极力反对这事，但又怕他更当真，不知道怎么办好。

您好！

亲子鉴定是 DNA 鉴定技术的开发应用，是近几年流行起来的一种商业服务。可它并不是作为商业服务起步的，而主要是在被拐卖妇女、儿童认领，以及重大案件认证中起到重要司法作用。目前这种技术肯定生物学父子关系的准确率在 99.999％以上，否定生物学父子关系的准确率则更高，几近 100％。

作为司法证据的亲子鉴定自全面推向社会后，出现了"火爆"现象，从某种角度讲也算是社会的一种进步。因为，这至少也体现了国家对公民知情权的尊重和交还。

但从另一个角度来看，也不能不让人们对爱情、婚姻、家庭潜在的问题，尤其夫妻、情侣之间的信任问题产生担忧。90％以上的鉴定都是由父亲带孩子前往，这表明男方对女方存在着情感疑虑。男方不信任配偶，大约有 3 方面因素。

首先，是社会因素。愈来愈开放的当代社会，使得社会关系和人际关系趋于多样化、复杂化。其次，随着妇女社会地位的提高，其交际范围也相应广泛，则男士们就可能据此产生猜疑。最后，是时空因素。社会劳动结构的变化带来夫妻及情侣间情感距离的变化，也会增加猜疑。

至于亲子鉴定究竟会带来什么社会心理影响，当然是仁者见仁。一些人认为是现代社会的一剂心理良药。因为亲子鉴定是现代文明成果，无损夫妻或朋友感情，能够维护当事人特别是妇女的尊严。由于当今社会客观情况的复杂性，要求亲子鉴定的并非只是男方，多半是双方甚至是女方。并且为了自身利益，一些女性主动要求做亲子鉴定。一些有婚外性行为的女性，通过亲子鉴定帮助自己做决策。

通过鉴定可以摆脱某种心理阴影，可以消除疑虑，甚至可以重新选择伴侣。但要知道，亲子鉴定公开化所留下的遗患也是不容忽视的。首先,更多的家庭因鉴定而引起矛盾,加剧夫妻和伴侣的感情危机。其次,将导致更多的家庭因孩子血缘问题解体。再次,将导致更多有血缘问题的无辜孩子面临亲情危机。最后,还可能因鉴定结论造成突发的女性自杀等生命危机。即使其中的大多数皆属猜疑多虑,但多疑心理也为夫妻情感笼罩上了阴影。至少,在鉴定结论明朗之前,是存在感情隔阂的。

尤其要指出的是,目前我国亲子鉴定存在的主要问题是鉴定机构良莠不齐、技术标准不够完备,以及缺乏实验室质量控制体系等。我国现有法律没有明确规定何种情况下可以做亲子鉴定或不可以做鉴定,以至于个别鉴定单位公然招揽生意,一些媒体也大肆炒作亲子鉴定背后的故事。这是不道德的。

案例二　夫妻感情相融

医生,您好!

婆婆和我们分开居住已有 3 年了,尽管不愿带孙子,但常常感到孤寂,要我丈夫去陪她。丈夫是个孝子,自然服从。已好几个周末没有一家人团聚了。如果我反对丈夫去,肯定会有冲突。但这种生活已使我产生危机感,不知怎么办。

您好！

婆媳关系人称天下第一难事，你的问题，在许多家庭里出现过。究其原因，可能是两代人对感情的争夺造成的。如不能处理好关系，会影响到家庭幸福。

其实，婆婆这样做是可以理解的，因为年龄及其他原因，孤独时希望儿子能看看她是人之常情。丈夫能孝敬母亲，也说明他是一位懂感情、负责任的人。你丈夫之所以这样做，还可能有这样的原因：母亲年事已高，来日不多，如不能满足她的感情需求，将来没有机会，那后悔就来不及了。不是常有人为此抱憾终生吗？如果你丈夫把这遗憾责怪在你身上，那就真会影响家庭幸福了。再说，母子之情是永恒的，不会因为夫妻之情而去割断这种眷恋。因此，你不阻止是一种明智之举。

当然，你的担心并不是没有理由。对家庭来讲，夫妻关系是核心，丈夫不能与家庭成员共嬉娱乐，确实会影响婚姻质量。但用相容的心理看待，就会容易理解。首先，母子之情与夫妻之爱并非矛盾。它们本是两种不同性质的爱，丈夫也不会因为母子情深而影响夫妻感情。同时，你也要让丈夫知道夫妻相守对婚姻的重要性。可与丈夫一起接婆婆到家或到婆婆家共度时光。这既可满足你丈夫的孝心，也能达到与家人共度周末的目的，不是件很好的事吗？

有相容的夫妻感情，家庭之舟一定会驶向幸福的彼岸！

案例三　丈夫需要欣赏

医生,您好!

我结婚 8 年来,对婚姻感到失望和无奈。两人常争吵,缺乏温馨感。他与我的一些男同事相比,明显缺乏细腻和委婉。但旁人都认为他是个好丈夫,对人热情,体贴家人,还说我嫁对了人。我不明白,在旁人眼中的好人,为什么难以赢得我的心呢?

您好!

我很有兴趣与你讨论这个话题,因为这代表了部分家庭女性的共同苦恼。的确,在妻子眼中,丈夫似乎刻意扮演着两个角色(丈夫也有同感),因而造成心理上的反差。

不过,出现这种感觉是有一定的原因的。一是妻子对丈夫有种期待,希望丈夫像自己一样,能关心到细微之处;在夫妻交流中,能获得内在的、心灵相通的感觉。而这些可能是已婚男士的"弱项",以致让你产生失望感。二是时间与空间距离在婚姻中起了作用。因为无论多么光彩照人的形象,也经不起如此近距离的相互凝视,以致对丈夫产生"白开水"似的感觉。而时空的隔绝自然对你丈夫产生光晕作用,其他人认为是不错的(你对男同事的好感也由此产生)。

有位心理学家说过：用女性的眼光去揣摩男性心理，十有八九会有偏差的。你不妨换个眼光看丈夫，也许对他会有新的发现。

要接受家庭矛盾和分歧。夫妻之间的不满、争吵、苦恼是每个家庭不能免除的必修课。切不可因争吵而对婚姻产生危机感。

要用欣赏的眼光去发现他的"闪光点"。别人能发现他的优点，是否你自己熟视无睹了呢？调整看法后，你或许会有更多的感慨。

当然，学会宽容也很重要。夫妻相处越久，彼此了解越多。接受对方也就是放松自己，何必较劲而两败俱伤呢？

婚姻是极富个性的东西，幸福又是一种纯主观感受。因此，家庭幸福需要你们用心去营造。别人的做法只起提示作用。在你刻意寻找爱的感觉时，殊不知它早已融进你的生命里。

案例四　复婚亦可筑爱屋

医生，您好！

两年前，我因丈夫有外遇而离婚。现一个人带 7 岁的女儿，很感疲惫和孤寂。前夫现已"改邪归正"，并有复婚的表示。为了孩子能有一个美好的将来，我一心破镜重圆。但带有创伤的婚姻还能重获幸福吗？我已经不起第二次的失败。

您好！

复婚是明智、冷静、成熟的选择，也是重感情的人旧情难舍的表现。你有此想法是值得称道的。

从许多人复婚的动机看，有些是因为感情尚好，经过一段时间冷静后而再结良缘；有些是为了孩子，自己受点委屈，重新走在一起；有些是导致原离异的因素已消失而重新结合，等等。你大概有后两种动机吧！

在复婚的家庭里，似乎是一样的环境，一样的人。可不能一样地相处，因为这会重蹈覆辙。首先，对往事要持十分慎重的态度，尤其是碰到相似矛盾时，要就事论事，就事治理，不要新账旧账一起算。过去的已过去，着眼看现在和未来，以增加家庭的和谐。其次，要善于在家庭中寻找双方都很关注的共同点，如孩子成长和教育问题等。关注共同点，容易增加彼此的交流，使情感在交流中得到升华。而不可强调各自的重点，以致矛盾加剧，导致再一次的同床异梦。最后，还有一点我要说的，在复婚前，双方应在见证下签订一些约束性条文，这对复婚家庭是必要的，有助于提醒双方尽可能不要出现新的不稳定因素。这也是一种负责任的做法，你不妨试试。

像其他家庭一样，复婚家庭出现矛盾、吵嘴是不可避免的。关键是要以宽容的态度,检讨自己。我想,你的家庭生活一定会幸福的!

案例五　他爱的是自己

医生,您好!

　　我今年25岁,在某公司工作。年轻有为的公司经理用他的甜言蜜语俘虏了我。但他是有妇之夫,虽然口口声声爱我,并说会与妻子离婚,可一直没有行动。常安慰我再等两年,等时机成熟了,会与我结婚的。我现在真的很矛盾,两年后他真的会这样做吗?我已经等不起了,恳求您的帮助。

您好!

　　我很理解你此刻的心情。但我想说:两年后,他真的不会这样做。尽管这种回答是你不愿听到的。

　　许多像你这样纯真的女孩,都有天真的幻想:他会离婚和我结婚的。但我们静下来想想,可能不可能?

　　他希望你再等两年,说现在时机未成熟。我想,这未成熟指的是:他现在是经理,要注意影响;他的妻子会与他大吵大闹。两年后,假如他还是经理呢?不是还会有影响吗!两年后,他的妻子就不会大吵大闹吗?所以,哪怕再等5年,恐怕时机仍未成熟。再说,人的年龄越大,性格越趋保守。

他与你的恋情,也许开始是为了填补婚姻的某些不足,或者是填补某种情感的空虚。随着时间的推移和其他异性的介入,对你的猎奇、求新的心理会逐渐消失。也就是说,两年后,他对你的情感是否依旧,就值得三思了。

许多研究都说明,这种类型的关系会拆散别人的家庭,既不道德,而且通常没前途。还是听听日本婚姻专家的话吧:已婚男子若是真心地爱上一个未婚女子,那么在离婚前不会轻率地做保证,也不会轻率地与这位女子发生性关系。专家的话对你是有警戒作用的。

因此,姑且不说你的作为对其家庭的影响,因为从本质上讲,你也是一位受害者。单从他的作为看,说明他爱的是自己而不是你。还是用一首歌词来结束吧:有些人你永远不必等。

案例六　逢场作戏,可否宽恕

医生,您好!

我与男友相恋多年,准备元旦结婚。一个月前,他竟把性病传给我。我当时悲愤难耐。在我追问下,他不得不承认曾与一歌女有染,但只有一次;并发誓,以后决不做逢场作戏的事,希望能给他一个机会。我很痛苦,家庭之巢尚未构建,他却已背叛我们的爱情。我不知如何是好,请求您的帮助。

您好!

我很理解你的感受,在你憧憬美好的将来时,他却胡奏那么不和谐的音符。无论他怎样解释,在他心灵深处,缺乏社会的道德感和婚姻的责任感,应该谴责。也许你有种念头,就是彻底结束这段爱情。但这种极端做法值得深思,毕竟你也不愿意这样做。

在温柔的诱惑面前,人们往往有 3 种态度:一是心如枯井,丝毫不为所动;二是有冲动但能控制;三是无自制力,掉进肉欲的陷阱。虽然他选择了第三种态度,但是他后悔不迭,发誓痛改前非。因此,给他一次机会是一种选择。

一些研究婚恋的专家认为:婚恋生活漫漫如苦海行舟,难免出现一些风浪,对于偶有过失并愿痛改前非者,还应本着治病救人的态度拉他一把,这或许能改变他的人生。你的痛苦与尴尬可想而知。宽容他,你似乎牺牲太多,但考虑到你们的感情与他的表现,不妨参考这些专家的意见。

当然,结束恋爱可能也是明智之举。在有些人眼中,现在社会很开放,这种现象有一定的普遍性,逢场作戏,不必太在意。但是,开放并不等于所有的行为都是合理的、正确的。社会开放也不等于抛弃已有的、社会公认的道德规范。

如果人人都以逢场作戏开脱自己的种种不良行为,那社会岂不是人伦颠倒、道德沦丧了? 面对诱惑,还需成熟的心理。

案例七 学会放下

医生,您好!

　　我在《知音》杂志上看了您的咨询故事,很有感触。我是一位为晋剧事业培养人才的学校校长。这几年,戏曲市场不景气,我的学生毕业后找不到工作。看到他们毕业就失业,心中很难受。他们的技能训练是常人难以坚持的。看到家长们花了这么多钱把孩子送到我这里,更觉得对不起他们。我现在连死的心都有,别人都认为我患上抑郁症了,我不知道该如何面对。

您好!

　　其实这段时间,我常常读你的信件,一直思考你的情况。我能理解你的担心和痛苦,因为任何一个有责任心和善良的人都会有这种感觉。从你的信中,体会更深刻。

　　从一个局外人来看,你没有什么过错,因为你尽到了一个教育工作者的义务。你创办了学校,培养了学生,教了他们一技之长,也培养了他们的素质,使晋剧有了传人。从这些角度来说,你尽力了。但找工作不是你的事,因为国家的就业情况决定了现在的学生注定要面对更多的竞争。我也是一位教育工作者,学生的父母用了大量的钱培养他们读医学院,但目前一些稍好的医院岗位已满,很难有本硕学生的立足之地。他们有的不能做医生,只能改行。我有时真的感到无奈,我们许多老师与你一样,觉得对不起他们的父母和这些朝夕相处的学生。但我们作为教育工作者又能怎么样呢,我们不能也没有能力要求社会为他们做什么,只能记住一句话:学校只管培养人才和学生,就业是社会和政府的事,不用学校来管理社会。所以,我们只能说,尽最大的努力,让他们掌握面对社会的能力,也许,这才是教育工作者力所能及的。

你做了不少事,如做生意和当教师,你希望孩子不要做这些事。我理解,但事实上拿工资也是一件不容易的事,鲁迅也希望自己的孩子不要成为作家。我想,人为什么会难过,可能与其认知有关。要承担不是他的责任,去做他承受不起的事,那么他注定是痛苦的。也许你太有责任感了,以致你承担了本该不属于你的责任。

给你家人和孩子信心,给学生信心,给学校老师信心,这是你作为父亲、老师、校长的责任和义务。你不能轻易放弃自我。也许这样做,你会痛苦些,委屈些,但他们会对生活、对未来有信心和希望。"我不下地狱,谁下地狱"。为了他们,这是值得的,尤其对你这样有责任心的人来说。

案例八 儿童虐待动物是什么心理

医生,您好!

我儿子今年8岁,养过很多动物,看起来他很喜欢,但最后都被他折磨、虐待致死。现在又吵着让我们给他买兔子。我知道结局是不好的,所以,坚决不给他再买了。但是我担心他这样残忍的行为,会不会影响到他的正常成长? 会不会有人格障碍?

您好!

动物是人类的朋友,也是儿童的最爱。许多成人的美好回忆,大多与儿时相伴的动物连在一起,如米老鼠、唐老鸭、流氓兔等。所以,当儿童也残忍地虐待动物时,不禁想问,这到底是什么心理在作祟?

应该说,合理的逃避和攻击行为是人类生存和发展的一种本能。在儿童心理发展的过程中,出现这样的现象本是正常的,这可以是孩子发泄心中郁闷、缓解紧张情绪的一种方式。

但是,如果适当的攻击行为发展成虐待,则可能是一种心理问题的表现。虐待小动物是想用欺强凌弱的方式来显示自己的能力;另一种可能是心理转移机制的作用。因为人类个体具有攻击和破坏的本能，当他遭遇心理压力和挫折时，就可能重新激发侵犯动机，出现攻击性。他们被虐待过，曾经寻求帮助或者期待着改变，由于他们能力太小，结果这种愿望没有实现，最终小动物成了"替罪羊"。

对目前的儿童而言，他们的心理压力可能比较大：要应付繁重的学习，要在家庭过严的教育下成长。他们的心理承受能力毕竟有限，当压力达到一定程度时，又没有渠道宣泄，就有可能会做出虐待小动物的行为来。

童年时期的虐待行为对人格的健康形成是有影响的。研究发现，经常施虐者成人后也易形成反社会型人格障碍，私欲极重，对社会对他人冷酷，缺乏同情心，缺乏责任感，缺乏羞愧悔改之心，不顾社会道德法律准则和一般公认的行为规范。

对儿童偶尔出现的虐待行为，不能认为一定是有心理问题。好奇心和恶作剧本是儿童的心理特征。但如果以此为乐，则要引起重视并给予引导。

找出引起他们心理压力的原因很重要，如果我们能及时消除这些压力，就不会以小动物为替罪羊了。

从小培养爱心，这点恐怕大人要以身作则。如果大人们从不尊重动物的生命和尊严，儿童也会效仿。

多关心他们的身心健康，受到爱，才会付出爱。在儿童的世界里，不能只是功利地爱，给他们更多童话的爱是很重要的。

适当使用奖惩手段矫正不良行为。虐待动物的行为，应受到批评教育,使他们认识自己的错误。对爱护动物的行为,要有奖励。奖惩分明,不也是培养他们爱护动物的方法吗?

案例九　藏起乡愁

> 医生,您好!
>
> 我第一次离开家乡去上海读书,有很多不适应。在温州 12 年的学习中,我一直是住家里的,没有住校过,现在要在上海读 4 年书,真不知怎样度过。刚去的时候有一种兴奋感和新奇感,但过了 4 周,这种乡愁的感觉越来越明显。爸爸答应每周会来看我一次,但只一次,就不来了。真不知如何调节这种心理!

您好!

龙年就要来临了,看到窗外的雨,想起上海该会下雪吧?

谢谢你的信任,你父母把一些信给我,我看了几封。你常常提起心理咨询对你的作用,他们希望我能与你聊聊。我也觉得应该这样,我感到你是有见地的人,尽管有些想法超越了你的实践能力。

能够去上海学习,且离开家乡、父母,一待就是 8 个月,真的不容易。父母刚开始以为你不会那么干脆,想不到你很坚决。看来,他们对你的了解还要一些时间哦。

从信中和你父母那里,我得知你在上海取得不错的成绩,我很高兴。但认为这不是意外,而是你能力的真实体现。从咨询中一直感到你是有能力的,也觉得你会做好。所以,不要因小而不为了。凡事总是从小的做起,学到经验,尝到成功,才会体会到自信。

我能理解你独处上海、思念家人、思念故乡,思念在温州的点滴,尤其是在传统佳节里。但这种经历对你今后人生会有意想不到的帮助。我曾碰到一位在加拿大留学过的著名专家,他告诉我第一次在国外过圣诞节的情景:路上没有一个人,商店关门,还不能打电话给国内的亲人,因为电话费太贵。他一个人在出租房中,有种被遗弃的感觉。当他学有所成时,他觉得这一切都是值得的。好在你比他强多了,呵呵!

把心放在现在,把梦寄在未来,就是不要生活在过去。因为人生没有重来的机会。所以,重要的是把现在做好,做好在学校的一切吧!你父母以往的作为,还有自己失落的一年,这些都已过去,我们以后不再提吧。否则,后悔和责怪又会浪费很多时间的。

真诚的交流是最宝贵的,你有什么想法,可以在信中说。因为,这种交流比直接面谈要容易得多,父母将会第一时间理解你。当然,理解并不代表一定要满足你,相互的理解和妥协最重要。交流时,大家都不要扣帽子哦,要讲道理,而这正是你的长处。

你最大的优点是从未放弃自己的希望,尽管现在的状态不好,但你一直相信自己会走出来,这也是我一直看好你的理由。但希望只是一种想法,要达到目的,其过程一定是很苦的。现在你正是学习和适应这个社会的阶段,我也没有办法告诉你绝招,一招就能以不变应万变。所以,只好鼓励你尽量多学种种生存之道,尽管有些方法将来一点用处都没有。

年轻的时候,早点吃苦,就会早点尝甜。加油!

案例十　婚姻性格测验靠谱吗

医生,您好!

我现在对婚姻有一种恐惧感,因为看到身边人的婚姻并不幸福。他们刚恋爱、结婚的时候,也是甜甜蜜蜜的,但结局令人唏嘘。我父母说这些人八字不合,如果让风水先生合一合,婚姻应该会有保证。我当然不会全信。我看到了您有关婚姻个性心理测验的文章,想了解下,这测验靠谱吗?

您好!

在 1998 年,我试用了一个有关婚姻质量的心理测试量表,认为这对我们从事婚姻、恋爱方面的咨询将会有帮助。于是,在一些案例中针对性地使用,发现这对当事人或者心理医生对婚姻问题的干预是有好处的。2000年，由于人们对心理咨询的逐渐理解和接受，加上婚姻恋爱问题的增加，人们有机会实践这方面的工作。尤其是近几年，要求了解这方面的来访者不断增多。当然，由于心理测验主观性强，除非当事人有真实的愿望要求测验，否则结果是不能令人满意的。即使其持认真的态度，测验结果也只供医生或者来访者参考。但有一点值得我们欣慰，就是针对婚姻、恋爱的一些不确定性，不再去合八字，而是用更科学的态度去从心理、人格的相容性上找问题（尽管这项工作还是被一些人认为是合八字）。

这项工作是否有潜力或被人们所接受，主要取决于以下几点。一是这项心理、人格测定是否被宣传，被人人知晓。二是这样的心理测试能否被科学地解释。我们知道，心理测试的结果有一个模糊的轮廓，只有接受过训练的专业人员，结合实践或临床才能做出得体和科学的解释，否则这项工作是有害的。所以，我个人认为，还要一个再认识或实践的过程。从国外的情况来看，这是一项十分有意义的工作，因为它使双方认识到为保证婚姻的质量和幸福，需要双方做到什么和付出什么，而不是只要权利而忽略义务。

我印象最为深刻的案例是一位女士。她是自由恋爱的，双方都是大学生，在旁人看来是幸福的。他们自己也认为很好。但订婚后，问题出来了。如每次见面都以吵架结束。事后后悔不已，但当时不能控制。他们想不通，爱为什么是用恨或吵架来表达。我建议他们做测验，发现个性都特强，独立性强等。经过分析,他们最终根据测试结果有针对性地解决了自己的问题。

但是,心理测验毕竟是一种主观测验,要注意几点哦:

你怎样做题目,心理测试的结果就会按答题自动计算,并自动分析。也就是说,结果与心理测试本身无关。

测试的题目是经过科学的选择,并经过大样本的筛选。也就是说,这些问题有一定的有效度、信度和常模,但会受文化背景的影响。

测试只是一种辅助诊断,结果只具参考价值,不能作为最终诊断。这点在心理测试前医生都应告诉受试者。

案例十一　爱美能增加爱的分量

医生,您好!

　　由于工作的原因,我应酬颇多,常想妻子一起参与,以增加应酬中的人情味。但妻子不爱打扮,使我打消了这个念头。妻子很纯朴,却使我对她产生某些不该有的想法。长期这样下去我怕会影响双方的感情,不知有何办法?

您好!

你首先要为有位纯朴的妻子感到欣慰。当然,由于工作需要，得体的打扮是应该的。再说，这也是热爱生活的表现，对增加夫妻感情和交流起意想不到的作用。

你妻子不爱打扮，固然有其自身的原因，但也受丈夫的生活态度影响。人们常说"爱美是女人的天性"，她们本都是喜欢打扮的，只是生活的琐事和压力使她们忘记了，如果有机会的话，她们会做到的。

和妻子逛街是一种方法，许多男士不喜欢，即使逛街，也没有耐性。妻子哪会有心情欣赏精美的服饰？更不用说购买欲了。因此，工作之余和妻子逛街，鼓励她试用多种服饰，一定能唤起她的爱美之心。

要经常给妻子捎一些化妆品、服饰之类的礼品。出差带回来的礼物，更能引起她的珍惜感。尽管她会埋怨买得不合适，但最终都会去试用的。

常用欣赏的眼光称赞她的打扮，并帮助她提高审美意识。千万不要用一些打击的话，如"不会打扮就别打扮""看见你穿的这衣服就不舒服"等。这只会伤她的自尊心，可能使她放弃打扮的念头。

最后要说的就是，让妻子有时间打扮。妻子有做不完的家务事，哪有时间打扮呢？要帮她做一些家务或其他方法，让她从中解脱出来。有充足的时间，她会打扮自己的。

打扮似乎是个人小事，但对婚姻潜移默化的作用不可低估。双方都要记住：美能增加爱。

案例十二　争吵不完全是坏事

医生,您好!

　　我的家庭被认为是"模范家庭",让许多人羡慕。因为 3 年来,我们从未红过脸。不是双方没有不同意见,只是我很会忍让,生怕弄得家庭鸡犬不宁。其实,这种"模范"压得我透不过气来。有时有种忍无可忍的感觉。但不敢发作,怕别人笑话。我真觉得生活在演戏。

您好!

　　我肯定你是一位善良、有教养的人。因为你符合中国传统的家庭观念,即强调夫妻以和为贵,认为只要谦让,就能令婚姻长久维系。

　　其实,在夫妻生活中,一味忍让并非一定能维系高质量的婚姻。相反,有时会造成婚姻名存实亡的状况。必要的争吵有助于释放心理压力,增加夫妻感情。美国有位心理学家说,利用避免冲突来达到关系和谐,表面上看夫妻之间的摩擦会减少。但会出现两种不好的情况:一是由于情绪隔离,双方的亲密接触趋于平淡化;二是长期压抑的情绪一旦爆发,会一发不可收。我很担心后者。

　　当然,夫妻争吵也可能造成感情裂隙。关键在于争吵是否有建设性。如果双方出现不同意见，以针锋相对的态度来处理，恶意地批评和攻击对方的行为、观点时，肯定会损坏双方关系；如果以理智冷静的态度来处理，允许差异，无需彼此屈服，在一些问题上坚持，另一些问题上让步，既可减少争吵带来的负面影响，亦可适度宣泄情绪，有利于感情升华。

在夫妻生活中，双方的想法不可能完全一致，也没有必要消灭一切分歧。留份争吵，生活更加美丽斑斓。

第十三章

亲子心理

案例一　令人不解的偷窃

医生,您好!

　　我独生女儿今年读高一,学习很不错。但从初三起,常常偷拿同学的物品,如不值钱的笔、发卡、小装饰品等。拿了后也不知隐藏,甚至放到课桌上玩。老师和家长多次找她谈话,每次都认识到错误,但无法改变。我们家也是小康家庭,给她的钱也是够她花的。对她这样的品德,我们很担心,真不知怎么办好。

您好!

　　孩子拿别人的东西的确不是件光彩的事。但是,这不单纯是道德品行的问题,而是一种心理问题——偷窃癖。偷窃癖在心理学上称为病理性偷窃，有如下的特点：①反复出现不由自主的偷窃行为，偷窃不是为了个人需要和其他经济价值；②行窃前有紧张情绪且逐渐加重；③偷窃中和偷窃后感到满足和轻松。

他们偷的东西大多不值钱，如牙膏、牙刷、肥皂等。一般的偷窃行为则不一样，往往有预谋、有计划，有明确的选择性，物品也较值钱或实用。

目前认为偷窃癖与先天因素、童年的精神创伤、不合理的家教、父母个性奇特等因素有关。由于它严重影响到健康心理和健全人格的塑造，必须给予治疗。

不能单纯认为道德沦丧和品行不端，不能采取过激或行政处分等办法加以解决，也反对公开批评和处理。要适当处罚，如严肃的批评和教育（可看成一种行为治疗），以利于今后纠正和控制这种行为的出现。

如果这种行为反复出现，可适当配合抗偏执药物和抗抑郁药物治疗。但这必须在心理医师指导下进行。

案例二　成功，非智力因素很重要

医生，您好！

我是一个初三的学生。半年前，学校组织一次智力测验，我的智商是 84 分。老师对我说："你智商不高，今后要付更大的努力才可能成才。"从此,我总担心,每当成绩不好或不能完成某件事时,总与智力低联在一起。现在我情绪低落,对前途信心不大。你认为我真的没希望吗?

您好!

我很理解你的感受。智商这词近年来很流行,人们往往把它与今后的成功连在一起。但是,测定结果受很多人为的因素干扰,加上你们的测验大概属团体智商测定,仅有筛选作用,不一定十分精确。因此,不必过于担心。如果有必要,可做个别智商测定,以明确智商情况。

智商测定结果,如果智商在 90～110 之间,属于一般智力;130 以上,为天才;80～90 为临界状态。你的智商为 84,考虑到干扰因素,也可能属正常范围。再说,智商高低并不能决定一个人未来成就的大小,成功的 20％～80％的因素属于非智力因素,也就是现在人们常常提及的情绪智商。

情绪智商是 20 世纪 90 年代提出的,认为一个人的成功主要看以下几方面:一是有良好的人际关系,这是核心内容;二是有自知之明,即一个人要常常反省自己,建立自信;三是会控制情绪,即保持心境良好;四是自我性强,做事能持之以恒;五是眼光远大,能抵抗短暂的诱惑等。

情绪智商随着人生经验的增多而增长。从小培养很重要,现在开始正是时候。因此,成功应着眼于现在的行动和经验的积累，如果你现在就灰心、丧气、自我放弃的话，那么成功真的与你渐行渐远了。

案例三　什么时候我才能恋爱

医生，您好！

　　我是一名高一的女生。现在心里感到很害怕，因为我很喜欢班里的一位男同学，真担心这会影响学习。我知道，现在恋爱是不合时宜的，我极力想压抑这种情感。但很想知道，我什么时候才有资格认真去恋爱呢？

您好！

　　中学生恋爱存在许多不利的影响。但也不必害怕，对男同学产生这份情感是很正常的事，没有反而是有问题了。只要你不尝试去做就可以了。

　　要圆满回答你这个问题是不容易的，因为什么时候才能谈恋爱不像什么时候可以结婚那样有法定的年龄。不过，一般来讲，符合以下几点的话，才可以认为能谈恋爱的机会来到了：

　　　　你是否懂得恋爱意味着相互担责任和义务？因为乌托邦式的恋爱是不存在的。
　　　　你是否懂得对方的爱意并能表达自己内心感受。

第十三章　亲子心理

你是否懂得爱情神圣而非同儿戏。

你是否明白恋爱可能失败而有勇气承担失恋痛苦。

是否具有社会地位、经济来源以保证自己完成爱的结合。

当然，并非每个人都会在具备以上条件后才会恋爱。许多人都在尝试恋爱的过程后才慢慢具备这些条件。但具有这些资格的恋爱才会是认真和高质量的。

为什么很多人包括中学生自己都反对早恋，以上的条件就是主要的原因之一。再说，从你们的身心特点来看，还可能会对真正的恋爱观有认识偏差，对人格的培养是很不利的。

案例四　谨防电子游戏成瘾

医生，您好！

我儿今年在读高一，本来成绩尚可，在班里是个干部，但自从他迷上电子游戏以后，成绩明显下降，有时还不到学校读书，在家玩游戏；性格也逐渐内向起来，不与人交往，甚至有时不理睬我们。我们也采取了很多办法限制他玩电脑、手机的时间，但无济于事。做家长的真担心他能否自拔。

您好！

正当人们在享受手机、电脑给生活带来极大方便和乐趣时，一些青少年却由于涉世不深、心理个性不成熟而迷恋电子游戏，走上荒废学业、误入歧途之路。难怪一些人把电子游戏称为电子毒品。

据调查，如果平均每周有 5 个小时以上的时间花在电脑、手机上，那么这些人中 13％会减少与朋友、家人相处的时间；26％的人会减少与朋友的言语交流；8％的人逐渐与社会隔离。这是一个可怕的信号。在我的心理咨询门诊中，有一些人因迷上电脑而出现学业、工作荒废，性格孤僻，人际交往困难，有的甚至出现心理异常。有人把这些现象称为"电脑孤独综合征。"

可以预料，随着电脑的普及及电脑内容的多样化，会有更多的人迷恋而不能自拔，这应该引起全社会的关注。

并不是所有玩电脑的孩子都成癖，只是那些在生活中不太成功的人才会。因为电脑中虚拟的世界可能让其忘掉现实生活中的苦恼，在这里找到理想中的自我，以至乐不思蜀。因此，解决该问题并不只是防止使用电脑，而是给孩子成功的教育，让他们在现实生活中获得成功的体验。家长、教师及社会要给这些孩子创造成功的机会，不失时机地赞扬他的每一次进步。生活中获得成功体验，自然会减少对虚拟世界的依恋。

案例五　人只有特点

> 医生,您好!
>
> 　　我嘴巴有些歪,20 多年来,感到很自卑,不敢参加社交活动,不敢一个人上街,常把自己封闭起来。我渴望成功,事业有成。常常幻想我如果没歪嘴,一定很成功了。可现实常击碎我的幻想,我不知怎么办。

您好!

　　我理解你的感受,生理上的"缺陷"的确会造成一个人的自卑、事业受挫,但并非有"缺陷"的人个个如此,许多人照样成为生活的强者。你肯定知道不少这方面的故事。

　　人有时不可能改变某些事实,但完全可以学会适应它。你的"歪嘴"就是这样的例子。如果你一味想改变无法改变的"缺陷",那么,除了徒劳,还陷入无穷的自卑之中。因此,你要做的第一件事,便是承认这一现实,然后分析一下能否利用这一现实去做自己的事。大家熟悉的电影演员成龙就有个"大鼻子",没有人,包括他自己会认为是缺点,反而在电影中频频出彩呢!

　　你现在把自己事业无成的原因归咎于生理"缺陷",这是一种自卑心理的表现。你的不成功肯定有别的主要原因,但却归咎于不能改变的事实。从心理学上讲,是一种不成熟的心理防卫机制,目的是减轻自责感。其实,克服自卑的最有效办法便是敢于暴露缺点,去做你最害怕做的事。对你而言,便是大胆地参与社交、开放自己。一旦你真的这样做了,你会发现自己的"缺陷"不是缺点,只是特点而已。

人只有特点,没有缺点,这是克服自身"缺陷"的法宝,不妨去体会。

案例六　梦游需要治疗吗

医生,您好!

我女儿今年11岁。从9岁开始,常常睡到半夜就起床,在房间里无目的地来回走动,五六分钟后自行到床上睡觉。白天记不起夜里的事。我们曾看过医生,诊断为梦游症。经治疗,略有好转。我不知道这病能否治疗,对她今后有无影响?

您好!

梦游症即睡行症。这是一种睡眠障碍,要确诊需做一些必要的检查,以便与另一些相似的疾病如分离性癔症等相区别。睡行症是指突然从深睡中睁开眼睛,表情茫然,起身离床，行动迟缓而单调，缺乏目的性，如在房中来回走动、乱穿衣裤鞋袜，或拿床单被子揉搓。也有一些人会做一些比较复杂的事，如开门、打水、做饭等。每次持续4～6分钟，行为方式基本相同，次晨醒来，否认夜里发生的一切。

睡行症以儿童多见，发生率在1％～6％，以5～6岁为高峰。目前认为原因与以下几种因素有关：

悲伤或心理刺激过度。

家庭不能给儿童足够的关心和温暖。

与中枢神经系统发育不成熟有关。

由于梦游可能造成一定的危险，并可能引起他人的不安，影响到当事人的身心健康，必须预防和治疗。

儿童出现梦游，不必过于惊恐，绝大部分随着年龄的增长，中枢神经系统发育成熟，会自愈。如果一周出现3次以上，病情会进一步延续到成年。

要给予他们温暖安全的生活环境，避免不良心理刺激。家中要做必要的安全防范，如门窗加锁、房内不生火、不放危险物品。在梦游期间，一般不主张唤醒他，以免出现过分的反应。

如果频发梦游，需要配合药物等综合治疗。

案例七　离婚后如何与孩子相处

医生,您好!

孩子 8 岁那年,因为他爸爸实在没有责任感,日子没法过,两人吵到后来没得吵了,就离婚了。我当时怕牵累孩子,将孩子给了男方。

他爸爸真是个没什么本事的人,混到后来连个固定住房也没有,孩子跟着他真受罪啊。3 年前,我实在看不下去,反正自己离婚后也一直没再婚,就把儿子接过来和我一起住。开始两年,我们母子相处非常好,我把全部的爱都投到儿子身上。他很听话,学习成绩也不错,当时我真庆幸把他接过来了。

谁知去年以来,孩子上了初中,却越来越不听话,不但成绩下降,品行都有问题,总之是一天天变坏了。我鼓励、打骂,软硬兼施,他一句话都听不进去,母子冲突越来越厉害。我好气啊,他这么不懂事!我这样为他付出,提供好的读书环境,对他这么好,他还不听话,不好好读书,真是气死了。他爸爸还埋怨是我把孩子带坏了。我也跟儿子说,再这样下去,把他送回给他爸爸。以前他很怕的,现在也无所谓了。

我该怎么办呢? 送回去? 我心疼,只怕他爸爸会把他带得更坏；继续这样下去，我们俩都受不了。你帮我出出主意吧。

您好！

对孩子来说，离婚大多会带来伤害。但是，与其让孩子生活在一个夫妻总是争吵的家庭里，还不如生活在风平浪静的单亲家庭中。这样给孩子所带来的心理伤害会更小一些。

对单亲家庭来说，孩子可能会成为他（她）生活中极为重要的一部分，可能存在着一种代偿心理，来弥补单亲家庭中爱的失落。这样也有可能造成溺爱。或者在孩子身上寄托某种愿望，对孩子的要求存在两种态度，要么过分关心，要么过分严厉。这对孩子来说都不是什么好事。因为孩子承担着比同龄人更大的负担。一旦到了某个阶段，例如案例中的青春期，表现逆反心理，母亲就难以像其他母亲那样容易接受，对孩子的伤害也会更大。"对你完全失望了！"对孩子说这些话，只会加重他的逆反心理。因为用激将法教育孩子，成效并不大。

离婚后的不恰当教育也会影响到孩子的正常心理发展。一些单亲家庭的父母，为表示对对方的不满，便在孩子教育中尽所能地抹黑对方，并以孩子为手段来惩罚对方，这种"阴暗面"的教育对孩子来说，不是好事。可能会使他的心理扭曲，会对人的信任度、对社会的感恩度大大下降，叛逆心理更加严重。这样的孩子，其婚姻的变数也比其他人要大。

我在心理咨询中发现，一些单亲家庭中的孩子出了心理或行为问题以后，父母为了教育孩子，往往会共同策划，有些还暂时走在一起。所以，我个人认为：

> 不要在孩子身上过多地寄托某种愿望，或溺爱，不正常的教育可能会带来不正常的个性和不健全的心理。
>
> 孩子应该由双方共同教育，尽量双方参与。在这个案例中，父亲可能有各种问题，但在教育孩子方面也许有他的独到之处。父爱也许就是一剂心理良方。感受家的感觉也是孩子成长中不可或缺的。

了解孩子的心理很重要。他需要理解，抚养他成长，是义务，而不是恩赐。虽然只由母亲抚养，但在教育中不能让孩子体会到这种感觉，这样你的所有辛苦都白费了。

案例八　同性恋者的心理纠结

医生，您好！

我是一位男同性恋者。我一直不敢告诉我父母，怕他们担心、失望，无法接受。现在我 30 岁了，父母一直托人给我介绍对象，我都找各种借口敷衍了事。我知道总会被拆穿，不知该怎么办？

您好！

近几年来，关于同性恋的话题不再像几年前那样羞羞答答，一些人甚至公开承认自己就是同性恋者，一些同性恋的网站、活动场所也不再那么躲躲闪闪。至于国外，更有同性恋者公开活动，以争取自己的权益。有些国家已明确同性恋者合法，更有甚者，还堂而皇之地登记"结婚生子"。

什么是同性恋呢？同性恋是一种对同性产生性爱的思想和感情，并以同性为满足性欲的对象的性心理障碍。同性恋是性心理障碍中最常见的一种。在我国古代就有：据传春秋战国时楚王有个宠臣安陵君，有个幸臣名龙阳君，他们就是两男相悦。有诗云："昔日繁华子，安陵与龙阳"，所以现在"安陵与龙阳"就成了同性恋的代名词。另外，"断袖之舞"也是同性恋的同义词。看来，在我国同性恋的历史不短。

同性恋是否属于病态，目前世界各国学者的观点还未统一。美国学者认为是正常现象，因为有些同性恋者智力超过一般水平，对艺术、音乐饶有兴趣，在政治活动和法律专业方面取得一定成就。在我国，认为属于性心理障碍范畴。由于同性恋行为为传统社会文化所不容，决定了同性恋者伴发心理障碍，因而常感到焦虑、抑郁与内心痛苦，有些可能消极自杀。

根据学者金赛（Kinsey）提出的从异性恋到同性恋间的 7 级标准：单一的异性恋占 35％；主导异性恋，偶尔的同性恋占 35％；主导异性恋，次数稍多的同性恋占 20％；异性恋与同性恋几乎相等占 2％；主导同性恋，次数稍多的异性恋占 2％；主导同性恋，偶尔的异性恋占 2％；单一的同性恋占 14％。根据西方的研究,同性恋还真有一定的比例。

不论男女同性恋,扮演丈夫角色的称为主动型,扮演妻子角色的称为被动型。其中,男被动型、女主动型心理障碍最为严重。有些同性恋者不一定与对象发生性活动,只要一起散步、看电影等均可得到满足,名为精神同性恋者。有些在得不到异性的特殊环境中,如监狱里,发生同性恋,称为代偿性同性恋。有些可能有体质上或内分泌变异的基础,称为素质性同性恋者。

出现同性恋的心理、社会因素目前还不明,比较多的是受家庭环境的影响。对同性恋者,防重于治。对多数同性恋者,可劝尽量结婚。当发生同性恋欲念时,可用脱敏疗法、厌恶疗法、情志转移法、升华法等治疗。但对同性恋占主导者,治疗较难,有时可选择支持性心理治疗。

案例九　走出去,便是春天

医生,您好!

　　我父母把我送进了一所私立重点学校。这所学校被认为是清华、北大的摇篮。但我在这所学校里体验到的是,家长为了自己的虚荣心,把孩子送这里受心理的摧残,并不是为孩子的好。我今年的高考失败了,觉得自己没有前途,也对不起他们,很内疚。他们为我付出这么多,但我又很恨他们,使我失去了快乐的时光。不知怎么办!

您好!

我非常理解你怅惘、彷徨、无助的心理。能在这时听到你的呼唤,足以让人感到你内心对生活的热爱,也明白一个道理:这世上并非都是尔虞我诈,欺世盗名。

你要理性看待未来。高考对你的未来的确重要。但高考失败就一定像你听说的那样,不知路在何方吗? 每年参加高考的人何其多,挤不过独木桥的人是不是天已绝其路? 显然不是,这些人中不乏取得相当成功的人。现在比以往任何时候的机会都多,应庆幸并感激自己生活在这个时代。抓紧努力,把握机会!

要体谅父母。像许多望子成龙的父母一样,你的父母把你送进重点中学,只体现一个目的,爱你、培养你。但你认为要偿还什么? 没有谁能还清父母之爱。他们"口口声声没对你有什么要求",只是让你不要有负担,可不是虚伪。用一种美好的眼光看待他们,你会感动的。

你要接受现有的情绪,正确认识自己。你目前正处于心理断乳期——青春期,你有自己的世界观、价值观。由于经验少,阅历浅,碰到困难时不会像成人一样客观全面分析问题,总是凭个人仅有的一点经历试图去解决问题。结果可能对自己的能力、自信、未来产生怀疑。一些人可能会走极端,更多的人会积极完善自己。有勇气选择自杀，更有理由勇敢地发展自我。

我要对你父母这样善良的人说：送孩子进重点学校没有错，错在我们不了解孩子的心理承受力。一旦激烈的学业竞争摧垮了孩子的自尊，心理问题便接踵而来，后悔就迟了。望父母们三思。

世界是美好的，因为你曾开朗、活泼、自信过。只是现在生活在阴影下，静心，走过去，便是春天。

第十四章

身心健康

案例一　心因性排尿困难

医生,您好!

　　我是一名大学生,有一件难以启齿的事一直在缠绕着我。有熟人在场,无论如何也方便不了。陌生人在场时好一些,而独处时却非常方便。我也去医院泌尿科检查过,医生告诉我一切正常。因此,常常造成同学的误会,也给自己的生活带来极大的痛苦和麻烦。不知这是不是心理疾病,如何克服?

你好!

　　当方便时却感"不方便",的确是件心身都挺痛苦的事。小便时有人与无人完全不一样,这说明的确与器质性疾病无明确的关系,而与心理因素有关,这属于心理疾病——心因性排尿困难。

心因性排尿困难的根本原因在于社交恐惧症,即特别在意在别人心目中的形象而出现紧张焦虑。有两个直接的因素:一是与情景有关,害怕别人看出你小便时有什么毛病,导致情绪越来越紧张,最终排尿困难;二是与过去的不愉快体验有关,如在童年时期或生活中曾因小便问题而遭人耻笑或打骂,在潜意识中留下阴影。有心因性排尿困难者,其人格方面往往都敏感多疑、有严重的自卑感,如钻牛角尖、紧张不安等。

这种心理疾病主要以心理治疗为主。目前系统脱敏法效果颇好。具体的做法是:首先,在独处方便时,主动想象有熟人或背后有熟人在旁,这时可能会紧张,需要配合深呼吸或放松训练,放松下来,使排尿完成;然后,与陌生人在一起;最后,与熟人一起。原则上逐步减轻小便时对熟人的紧张感。所有的训练都应持积极、主动的态度,把每一次挑战都视为难得的训练机会。这样,用不了多长时间,会克服该障碍。

由于排尿困难时都伴有焦虑心理,因此,适当用一些抗焦虑药,效果更佳。

案例二　心病也要药物帮助

医生,您好!

一个月前,我因为情绪低落、自卑、做事没有兴趣而求诊于心理治疗。医生诊断为抑郁障碍,建议服药。我认为这不是精神疾病,心理问题应以心理咨询解开心结,而不应用药。因此,拒绝了医生的建议,不知这样做是否妥当?

您好!

　　心病要用心药医,这是很多人的认识。因此,当有心理疾病时,有些人拒绝用药,认为药物对心病是没有作用的。其实,这种想法是不对的。大部分心理障碍是有生物学基础的,大脑中的某些神经递质可能发生变化。虽然通过心理咨询也能够改变这些物质,但药物的改变更加迅速,这是心理疾病用药的主要理由。

　　由于心理问题的极端复杂性,患者的人格、医生的经验和能力,以及客观情境等条件制约,单纯的心理咨询可能效果差,乃至失败,为了减轻痛苦,选用某些安全、有效的心理药物是恰当的。

　　某些心理疾病,由于各种原因,不适合立即进行心理治疗。药物可起到一种代替性或过渡性的作用,使患者的症状减轻,为更好地接受心理咨询创造条件。

　　因为药物不可能完全解决心理的本质问题,最终还是需要与心理咨询相结合。一些专业人员过分相信药物治疗而否定心理治疗的作用是不对的;把心理治疗的效果无限扩大而否认药物的作用也是不妥的。这是从一个极端走到了另一个极端。其实,心理障碍也讲究心身同治。

案例三　做梦对健康有影响吗

> 医生,您好!
>
> 　　近半年来,我发现做梦很多,常有噩梦。每次醒来,都感到紧张、气短。一些医生认为,多梦、噩梦对人的健康有损,因此心里很担心,不知多梦是否真的有害健康,如何减少梦呢?

您好!

　　睡眠时出现梦是正常的生理心理现象。在睡眠时,会交替出现眼睛快速转动和不快速转动现象。当快速转动时,有90%以上的可能性在做梦。睡眠时不做梦反而不那么正常了。

　　梦的原因非常多,目前认为至少与下面因素有关系:

　　　　白天工作、思考问题。所谓日有所思,夜有所梦。

　　　　与自己的某种较强烈的心理需要有关,如梦中实现了自己的某些愿望。

　　　　与睡眠时周围的环境有关,如气温、声音、光线、气味等。

心理学家发现，做梦有以下程序：上半夜的梦境与白天的经历有关；半数的梦境与往年或儿时的情况和体验有联系；梦里充满了隐喻和象征。一般来讲，梦能调节情绪，还对思维活动有帮助，也能平衡精神活动。所以，梦是有积极意义的。

但是，白天精神紧张、焦虑、抑郁、极度心理矛盾，或躯体状况不佳，如过于劳累、虚弱，或者服用某些药物，就会出现多梦或噩梦现象。因此，多梦或噩梦是健康指标反映之一。要减少噩梦，关键在于明确躯体的健康状况，同时回顾一下近期的工作、生活是否有压力。如果自己难以排解，不妨找心理医生帮助，以恢复温馨如画的甜梦。

案例四　疑病也是一种心理疾病

医生，您好！

我弟今年36岁，在我的记忆中，他似乎特别在乎自己身体状况，一有不适，就三天两头往医院里跑。一年前，他认为自己胸闷、气急，就怀疑自己得了心脏病。尽管反复检查已排除患病的可能，可就是无法消除他的疑虑。在这一年中，他专门请假，北上上海、南下广州花了不少冤枉钱，根本不听专家、家人的解释。请问，他是否有心理障碍？

您好！

　　一个人对自己身体关注是可以理解的；有不适感，到医院检查排除也是应该的。但像你弟弟那样在被诊断无心脏疾病的情况下，仍一味到处求医，非把自己的"病情"弄清不可，就很难理解了。因此，可以认定他有心理障碍——疑病障碍。

　　疑病障碍表现为过分关注自己的身体状况，对身体任何细节的变化和不适，立即有一种先入为主的观念，怀疑身体某部或某机能有问题。尽管详细检查、反复说明没有病，但仍不能消除其疑虑，总是千方百计地到处求医检查，试图证实自己有病。

　　疑病者难以摆脱患病的疑惑，给自己的身心带来极大的痛苦，因此，家人和医生要给予同情和理解，并积极治疗。

　　心理治疗是疑病障碍的基本方法。要尽量少与患者讨论具体症状，试图让他相信自己没病的努力是徒劳的。疑病产生的原因往往是与逃避生活困境，使自己免于自责痛苦有关。因此，要帮助其发现目前被压抑着的痛苦，让其有勇气面对不愿面对的心理根源，并合理疏解。

　　精神药物治疗是针对严重疑病障碍患者的常用措施。

心理咨询师
成长之路

案例五 告别恐人症

医生,您好!

　　多年来,我在社交时很害怕。我总觉得别人看不起我,尤其是与人目光接触时,更是面红耳赤,很不自然,有时候会用湿的毛巾擦一下汗才好受一点。我曾咨询过心理医生,他说的道理我也懂,可就是做不到。我总感到丧失了起码的人格尊严,真不知道该如何面对竞争的社会,请求您的帮助。

您好!

　　与人交往时出现面红耳赤,不自然,想回避,肯定会影响到事业和生活。你的情况属于社交恐惧症(恐人症),这是年轻人群中比较常见的心理疾病。产生的原因一般有两个方面:第一是敏感性牵连,如与人交往时,总会认为别人的一言一行、一举一动都会针对你,嘲弄你,目光也是轻蔑的(其实别人根本没有时间和精力关注你)。二是强迫性。在与人交往时,尽管不愿意,但情绪会不自主地出现紧张、恐惧、面红、心慌。

　　由于社交恐惧症与小时候不恰当的教育方式和环境因素有关,因此,这种后天获得的心理疾病通过心理治疗是能够痊愈的。

目前认为采用满灌法治疗最迅速，且疗效佳。其原理就是，让来访者去做最害怕的事；直接与人接触，目光对视。由于这需要他人的合作、配合，目前，心理治疗中采用集体心理咨询（自信训练）法。如在每次训练时，要求其与合作者目光对视10分钟，心理医生在旁及时帮助，克服对视中出现的焦虑不安感。同时，配合当众演讲、戏剧治疗等疗法。效果明显。

如果症状较严重，可以考虑配合抗焦虑药物治疗。

案例六　疑心还是别的

医生，您好！

我儿今年19岁，在读高三，一直学习成绩优秀，同学和老师们也很喜欢他。两个月前，在一次考试不是很理想后，总觉得老师不再重视他，同学也在背后嘲笑他。为此压力很大，学习成绩明显下降。这几天总是在家里不去学校，害怕路上的人也会笑他，感觉报纸也含沙射影在报道他。尽管我们一再解释，但无济于事。医生，您有什么方法解决他的疑心病？

您好！

我很理解你们的心情。本来你孩子学习好，颇受器重；偶然考不好，觉得老师、同学会在背后说他。这种疑心可以理解。但是，他的疑心似乎超越了一定的限度。

为什么这样说呢？有些人生性多疑、敏感，对发生在周围的事情总是追究一番，疑心是否针对他，这是一种性格倾向。你儿子如果仅怀疑学校的人在嘲笑他尚可理解，但怀疑到路上的所有人，甚至认为报纸在攻击他，这就显得荒唐了。你儿子不会是简单的疑心，而是一种妄想。

妄想是心理障碍严重时出现的一种心理现象。妄想的人想法不符合事实，但却深信不疑，无论如何劝说，都无济于事。

妄想有很多种。有些人觉得别人在害他，这是被害妄想；有些人觉得思维被他人的仪器干扰，是物理影响妄想；你儿子觉得别人都在笑他，属于关系妄想。由于是病理思维，妄想往往与严重的心理障碍，如精神疾病连在一起，因此需要及时纠正。

要单纯靠劝说改变其妄想是很困难的。首先需要恰当的药物治疗。药物对改变其妄想是很有效果的。在药物治疗的同时，通过心理治疗，帮助他分析出现这种现象的原因，使他自己发现矛盾点，最后加以克服。不耐烦、怒斥的态度无助于妄想的消除。

案例七　多梦影响睡眠吗

医生，您好！

　　我今年46岁了，近一个月来，我觉得自己很会做梦，好像整个晚上没有睡，被梦所困扰。梦的内容大多是不好的，有时被梦所惊醒，白天昏沉沉的。有人说，梦多了，对身体会有影响，因此，想请教一下，梦多了有没有关系，是否影响睡眠怎么办才能减少做梦？

您好！

　　感谢你的信任。睡觉时做梦是正常现象。做梦说明我们已经睡着了，并不是你自认为的整夜没睡。一般来说，人每个晚上都会做梦。只不过，睡眠质量好的人，一醒来就会把梦遗忘掉；睡眠质量差的人，会记住梦的一些内容。

　　梦大多与白天的活动、过去的心理创伤和睡觉时周围的声音、光线、气味、温度有关。但如果反复出现同一类型的梦，则可能有提示健康的意义。如梦见自己滚进泥潭，有可能得了溃疡性结肠炎；梦见自己从高处惊恐地掉下来，可能患有心脏病。

　　多梦、噩梦的原因很复杂，总体与下列因素有关系。一是心理问题，如白天总处于紧张、焦虑、忧郁、极度的心理矛盾中,容易出现睡眠浅、多梦;二是身体不适,如过多的疲劳、发烧、患有其他躯体疾病;三是突然停用某些药物,如安定类、抗精神病类的药物。

多梦、噩梦对人的身体健康皆有一定的影响,会造成心理的负面刺激。激烈的梦境会使人的大脑过于兴奋、紧张,生理负担加重等。因此有多梦、噩梦,要积极治疗。

首先要对梦有科学的认识。适当次数的梦对身体是有益的,即使梦多些,一般来讲白天不要刻意去回忆、追究,情绪也会平静。其次,对躯体疾病,要积极治疗,这会减少梦及噩梦的次数。再次,要放松身心,多参加一些积极、轻松的活动,有助于噩梦的减少。最后,对自身不能调整的,要求助于心理咨询。

案例八　顺其自然消心病

医生,您好!

我是一个高三学生,半年前总觉得隔壁座位上的同学在注意我,老师上课盯着我看,很不自然;最近两个月,凡是不怎么熟悉的人在我旁边,就会觉得他在打量我,也总觉得自己的目光在看他。现在成绩明显下降。其实,我也知道他们不会注意我,我自己也尽量控制。但越控制,这念头就越多。我没有什么知心朋友,请求您的帮助。

您好！

我很理解你的心情，根据你的描述，你可能有一种心理障碍——恐人症，即在与人交往时感到不自然，总觉得别人对自己注意、鄙视和厌恶，明知不合理，但难以控制这种念头。

恐人症主要与性格特征有关，往往为人善良老实、内向，很注意细节，自卑感强，对自身的活动状态过分敏感多疑。同时，也与不正确的认知方式与错误思维有关。他们习惯臆想，并认为所面对的一切对自己不利，为此出现焦虑、恐惧和苦恼。他们也知道这是不正常的，也想努力去克服、控制，但又无法摆脱，以至给生活、学习带来许多影响。

你的情况，应以心理治疗为主，森田疗法是克制该病的法宝。原则是：坦然地面对现实和接受现实，即使产生被人注意的念头，也要承认和接受，采取不理不睬，既来之则安之的态度，一切采取顺其自然的态度。同时，要学会转移注意力。把对自身的过分关注转移到积极的、自己感兴趣的事情上来。这样才能打破和消除心理冲突带来的不适和痛苦感。特别要指出的是，无论如何也不要采取对抗式控制，以免加重症状。

配合药物有利于该症状更快地消失，但必须在医师的指导下用药。除此之外，你得有良好的心理品质——自信心。

案例九 抑郁让人成长

医生,您好!

我是大二女生,最近发现自己在不知不觉中变得不爱说话了。大家说自己开心的事,我只是浅浅地笑一下。换以前肯定是哈哈大笑。还有,原来很喜欢逛街,与同学吃烧烤,现在只待在家里玩手机,爱好也变少了……我是不是要得抑郁症了?

您好!

你说性格变得忧郁起来,我想可能会与以下两个因素有较大的关系。

年龄因素。人到了一定的年龄,随着生理的变化,心理也会随之改变。比如昨天还是快乐的小丫头,今天就是一个多愁善感的小姑娘。而实际上,大多数人会随年龄的增长,而变得深沉和内向起来。因为考虑的问题、思考的方式不一样了。

学习问题。你现在的忧愁,可能与学习困难有关。上课睡觉,就听不懂;听不懂,便睡觉,造成恶性循环。而学生最大的"事业"就是学习,学习不好了,自我评价就低,自然,也就觉得别人看不起了,在议论你了。即使别人没有这样,你也会很敏感的。

当然,你总是把不快的事闷在心里,不与人谈论这些问题,也是一个原因。本来这可能不是什么问题,但一个人承担,有时会越想越悲观,越来越无助了。

所以,我想你现在要做的就是,先要接受自己性格的改变。你总要长大,会变得深沉和内向起来,也会多愁善感起来的。这是一个成长的信号。

要打破恶性循环。学习中遇到困难要找别人帮助,以增强自信心。态度是积极的,结果才会是积极的。在上课时不要沉睡,要以一种积极的姿态去上课。当你这样做了,别人对你的评价和你对自己的评价都会不一样。

分担是解决痛苦的好方法。有时候,问题本身没有什么,只是一个人认识不到这一点,朋友告诉你后,你会有"顿悟"之感:原来是我把问题想得太复杂了! 不过要提醒,不要老与朋友谈自己不快乐的事,因为别人也需要快乐!

案例十 是什么让他不敢出远门

医生,您好!

我从事营销,两年前,在杭州的火车站候车时,突然感到自己头晕、心慌、大脑混乱,有点不能控制自己思维的感觉。心中大为惊慌,立即买票回家。这两年来,我从不敢出差,就连很近的江心屿和雁荡山都没去成,就是怕自己会出现意外或精神失控,被人认为得了"老鼠病"。心中异常痛苦,要求心理治疗。

您好!

像您这种情况,应属于场所恐怖症。其特点就是,患者常怕离家外出,怕独处,怕离家后处于无能为力的境地,或不能立即离开该场所。有些患者因此而完全困于家中。许多患者因为想到在公共场所会精神崩溃,就恐慌不已,因此极力回避恐惧情境。患者知道这种害怕是过分、不应该、不合理的,但仍不能防止恐惧发作。

场所恐怖症产生的原因目前不明确,比较一致的观点认为,可能当时的确有一种令人害怕的事发生,本没有什么关系,但患者会联想到更可怕的事。这样就需要回避,而回避使他产生了安全感,于是有了害怕—回避的条件反射。

在心理认知方面,要坚信,场所恐怖症出现的恐怖现象没有一件会成为现实,即使外出有心慌、头晕,也没有关系,这种症状在经历最初的几分钟后,会自行缓解。患者只要能坚持过这段时间就行。至于会不会发疯或精神失控,更不用害怕了。因为担心自己会疯的人怎么会疯呢?

在行为上,要有明知山有虎偏向虎山行的勇气,要勇敢地走出去。可以先到附近的场所活动,逐渐到一些远的地方;可在家人的陪同下活动,逐渐一个人活动。总之,不能躲在家。这样才能切断恶性循环。

一些症状比较严重、影响到正常工作和生活的,可求助医疗机构,配合药物治疗。

案例十一　情绪怎会走极端

医生,您好!

我今年 26 岁。近两个月来,一直情绪低落、自卑,常常以泪洗面,并有自杀的念头。但以前自我感觉非常良好,信心十足,觉得天下事没有不可能。这两种截然相反的情绪交替出现,使我痛苦不堪。我不知道是怎么一回事,能否治疗?

您好!

你的情况可能属于一种心理疾病——心境(情感)障碍。由于你的情绪不时以高涨和低落交替出现,故属于双相心境(情感)障碍,或称躁郁症。当然,还需做必要的心理测试确诊。

躁郁症,顾名思义,就是情绪抑郁和躁狂都存在,循环出现,以 20～35 岁的年轻人为多见。当抑郁时,就出现兴趣丧失、愉快感消失、失眠、厌食,女性还有闭经,自我评价低,产生无用感,65%～80%的人还有自杀的念头或行为(这种情况是导致自杀的最主要因素）；而躁狂时，则精力充沛，自我感觉良好，自信十足，有时思维活跃，但容易冲动等；即经历一个正常→疾病→正常→病态的时好时坏的过程。正常时和普通人一样，看不出有什么缺陷。

目前认为产生躁郁症的原因有以下两方面。

个性。患者几乎都有固执的性格。

情境。如经济上的困难、工作变迁、事业受挫、季节变换等。

生物学因素。如大脑中某些激素的变化、父母遗传因素等。

由于躁郁症严重影响工作和个人的生活质量，故要积极治疗。心理治疗的方法有渐进放松法和自生训练法两种。都是在安静的环境中，医生用带有暗示性的指导语，帮助放松。药物治疗的配合是非常必要的，必须在医生指导下用药，以避免严重的不良反应。

第十五章

社交自信心

案例一　取名贵在自然

> 医生,您好!
>
> 　　我是一名大学男生。由于名字里有"珍"字,常有人误以为女生,给我的学生时代带来无穷的烦恼。一次点名时,老师竟说冒名顶替,弄得大家哄堂大笑。要不是改名字太麻烦,我真地想改掉它。我不知道如何调节这种心理。

您好!

　　你的心情我十分理解,许多人都很看重自己的姓名。有人对个人名字感到某些兴趣,的确令人啼笑皆非。

　　其实,静下心来想想也没什么,名字不就是符号吗? 至于它能否成为你的压力,关键在于你的态度。你越在乎,别人就越起劲,烦恼也就越多;你认为没什么,别人也渐感没趣,久而久之,也会淡忘。再说,这种情况下众人大多没有恶意。

有时,来点阿Q精神也未尝不可。现代社会不是讲究个性发展吗?人们不想希望自己能给别人留下深印象吗?那么,你的姓名就是一个极好的机会,不妨加以利用,让"坏事"变好事呢。

自嘲和幽默是封住别人嘴巴的方法之一。当他人以姓名发笑时,我们可以说:我之所以现在不敢出名,就怕引起男同胞的过分兴趣。一笑之后,不仅大家记住了你,又可以避免当时的尴尬。

其实,承受姓名所带来的压力,本身就是一次锻炼心理素质的好机会。试想一下,如果连这种压力都难以承受的话,今后生活中的压力远大于此,又该怎么办呢?为何不借机练练自己的心理承受力呢?

所以,当我们把名字看成一件最自然不过的事,那么就解决该问题了。这里顺便要提的是:姓名对子女的成长起着一定的暗示作用,故父母对此应采取慎重的态度,取名贵在自然。

案例二　拒绝要明确

医生,您好!

我与男友相恋两年了,发现他没有什么事业心,想与他分手。但他对我很痴心，我没有勇气当面提出来，只想让时间帮助他把感情冷却下来。可他误解了我的意思，还以为我在考验他，表现比以前更加殷勤了，我该怎么办呢？

您好！

对一位热恋中对象说不爱他，是件残酷的事，让他得知是因为没有事业心而分手，更让他产生一种从沸点到冰点的感觉，伤害太大。因此，你为这事感到困惑是可以理解和值得同情的。

既然你已决定和他分手，就应给他一个明确的信号，不能让他无限期地等待。给他一个软钉子，拖泥带水，反让他产生"考验"的想法。因此，用时间来"拖"实属下策。因为对方付出的时间、真诚越多，越会让你感到负他越多；"感情债"越重，越难做出分手的决定；对方更会产生失落感或产生被欺骗、玩弄的感觉，很容易导致过激行为。拒绝一定要明确！

失恋是一种严重的挫折。所以，当你提出分手时，必须考虑到对方的自尊心，减少其心理反应。理智的做法是让这场失恋变得"公平"些。让他感到这场恋爱没有赢家，也没有输家。分手对他来说很痛苦，对你来说也很难过和不舍。总而言之，尽量让他感到这场失败的恋爱并不是谁的过错，而是因为你不适合他。我想，这有助于保持他的尊严和心理平衡。当然，无论以什么理由提出分手，他的痛苦和愤怒甚于

285

你,因此,不妨找一位你们都熟悉的朋友作为劝慰人,代替你,让他发泄情绪,以减轻他的不快。

恋爱没有缘分而分手,没有什么过错,只要你态度坚决,又不失得体、委婉,是能处理好这件事的。

案例三　列出被伤感情的清单

医生,您好!

在情人节的那天,我得到了男友的一份"礼物":断绝关系的告白。尽管他列举了许多理由,说是为我好,是他配不上我。但我并不笨,一切尽知。我知道,怨恨、愤怒已无济于事,我也不是那种视爱情为人生唯一的女人,可如此"潇洒"的我还是走不出感情的阴影,你说该怎么办?

您好!

爱情对一个人来讲的确重要,但如果将爱情视为唯一,则与那些轻视爱情的人一样愚蠢。所以,我很赞成你对失恋的态度。

但要知道,无论我们如何理性地认识爱情,看待失恋,但由于失恋一下子打破心理平衡,痛苦和烦恼自然会出现。不必认为你是一个"潇洒"的人就应能立刻走出痛苦,这需要过程。

目前认为，失恋时列张被伤感情清单，对减轻痛苦、缩短痛苦的过程很有帮助。这是一个让你冷静思考、独立回忆恋爱的过程。清单应有详细的内容。例如，恋爱时，每次付出是否有明确的回报；两人在一起时，即使都不说话也没有难堪；我现在还记住对方，有没有必要；我如此的悲伤痛苦，能给我带来什么好处；我现在又是一个人了，比起过去有什么改变，等等。越详细越好。对每个项目都要自我回答。大多数人在开列清单后发现，爱情事实上不像自己最初感受那么美好和必要，甚至会认为现在分手也许是最好的选择。

当自己回答清单有困难时，有必要找朋友针对问题进行讨论，这既能缓解自己的痛苦情绪，又不至于让朋友的同情助长悲伤，维护了自尊。但不要反复与朋友讨论自己的"不幸"，当朋友难以解决时，不妨找心理医生。

案例四　只有交往才能发现爱

医生，您好！

我今年 28 岁，刚结交了一个女朋友。但每次我到她家玩，内心却不愿意，常常是在家里人的催促下才去的。我不知道这是一种什么心理，希望能得到你的解释，使我在人生的路上健康地前进每一步。

您好!

你没有说明对女朋友的真实感情。如果是内心不喜欢她而没兴趣去的话,谁都能理解你。不过,你要把这一点准确无误地告诉女方,不能让她再等,等没结果的爱。

当然,更多的可能是你心里喜欢女朋友,可就是不愿意去,因而心里感到遗憾。这是两种心理在作怪。一是你有矫枉过正的心理。心里很喜欢一个人,但在追求他的时候,却显得被动,原因就在于怕自己在对方眼里的某些优点随着交往的增加和了解加深而褪去,因而失去对方的喜欢。因此表现出不愿去见对方。与其说是不想去,还不如说是不敢去。出现这种现象的人,一般都是追求完美,同时又缺乏足够的自信。二是你的潜意识中对这场恋爱没有十分的满意感。虽然很喜欢她,但总感到在她身上缺乏一种你所需要的东西,或者说不符合你的择偶标准。可又说不出来究竟欠缺什么。于是,心里陷入矛盾之中:不去,会失去现在的女朋友;去多了,建立了感情,又怕失去更好的。以至在恋爱中特别被动,感觉不到激情。

不管是哪一种心理在作怪,这样的心理持续下去,自然没有好的恋爱结果。恋爱最讲究真诚和坦然。如果有矫枉过正的心理,那么处处小心谨慎,恋爱中忘乎所以的境界就无从说起,自己活得紧张,还给人一种虚伪的印象。要放下面具,真诚面对对方,相信自己的真实能力、气质能够获得芳心。如果就此失去这真爱,那也明白是什么原因,以便更好地发展自己。

另外，发现恋人的美和优点，体会其爱，只能在接触中产生。不可能一下判断对方是否适合你。接触，才能了解，才能体会。或许你会发现她身上的某些特质，是你从未想到过的。

像你这样的年轻人并不少见，也许有这样的恋爱过程，能增加幸福感吧！

案例五　内向不等于自卑

医生，您好！

我曾是一名营销员。也许是造化弄人，由于我生性内向，所以在职场失败了。这些日子以来一直不敢去找工作，因为我知道，自卑、缺乏自信的人做任何事都是徒劳的。我真的想改变内向的性格，以获得自信。不知有何办法来改变我？

您好！

在充满竞争的社会里，自信和乐观的确是取得成功的重要因素。所以，你认为事业的成功需要自信的想法是很有道理的。

不过，你把自己的自卑和不成功归咎于内向的性格，是不公平的。确实有很多跟你有一样想法的人，把内向与自卑等同起来。其实，内向性格不等于个性倾向，并无好坏之分，它不会阻碍你的成功。在医学史上有一则佳话。法国一位年轻医生拉埃里克，由于个性内向，常感听诊女性胸部不方便，于是发明了听诊器。他并没有因为内向而放弃成为好医生的努力，相反比一般人更成功。你暂时失败了，这不是内向造成的。如果放弃工作而花大量的精力去改变所谓内向个性的话，那只能是缘木求鱼、劳而无功。只有接受内向个性，才有可能像那位医生一样获得成功。

自信并非唾手可得。有些人总认为：当我有自信心的时候，才可以去做某些事。其实许多成功的人，开始并不一定很自信，只是敢于行动，哪怕是小事。从中获得越来越多的自信。从某个角度来讲，只有行动，才可谈自信。因此，从现在开始，敢于给予自己尝试的机会，从行动中找自信；靠苦思冥想或想从成功学的书籍中找到所谓的"秘笈"是不现实的。

案例六　走出悲伤便是蓝天

医生，您好！

我是一名老师，3年前与一男青年确立了恋爱关系，并有数日的同居生活。我知道他的父母一直是反对的，但男友认为，只要我们爱得真，什么都不怕。最近，他告诉我说,他父母下了最后通牒:要么跟女友,要么认父母,两者水火不能相容。他最终选择了后者。我痛苦极了:为什么爱情如此脆弱,不堪一击? 我恨男友,更恨他的父母,难道走出红尘才是我的归宿?

您好!

我很理解和同情你此刻的心情,换上任何人,只要有类似的经历,都是很痛苦的。但我也知道,仅仅给你理解和同情是远远不够的。只有与你携手走出悲伤,才是我们共同的目标。

这时,叫你不要难过是徒劳的,但我们可以接受这种情感。其实,失恋是很常见的,不知有多少人曾有过刻骨铭心的爱最终分手,要不就没有"初恋"这个词了。感情之事每每痛彻人心,但真正步出红尘,从此不再萌生爱意的人却少之又少。因为人们都有修复心灵创伤的能力。请相信你自己,你也如此。

你不明白爱情为何如此不堪一击,我可以负责地说,你们的爱情本身已存在很大的问题。可以设想:如果双方真的爱得那么真,是决不会因为父母的反对而轻易放弃的。时间会让父母最终接纳他们。尤其是现代有知识的青年,要做到这点并不难。而现在问题出来了,父母的态度是否是男友不想保持恋爱关系的借口呢? 这样做至少有两个好处:借外力阻挠,带走分手的一些麻烦;自己也是受害者,他对他自己的恨会转移到父母身上。

从这点来讲,现在分手难道不是一件好事吗? 恋人分手不可能做到彼此无伤,除非已不再有爱。你对男友的恨正是这种情感的反应,请不必太在意。爱情是讲究缘分的,失恋对智者来说,就是一次成熟的机会。请相信:走出悲伤便是蓝天。

案例七 自尊支撑着爱

医生,您好!

有个问题很难启齿:我与同事相恋近一年。不久前,我为他堕胎后,他便明确告诉我:"我为了你好,我们还是分手吧! 我已不再爱你了,再说,我也配不上你。"我很难接受这一现实,觉得他这样做是因为自卑或考验我的。但当我找他时,却遭到一次次的回绝,甚至当众伤我的自尊心。我想知道他到底爱不爱我。

您好!

我很理解你的心情。爱被拒绝是件很伤心的事。但我认为,对方的确已经不爱你了。或许我这样说击碎了你尚存的一点梦想。但我觉得还是说出真实的想法好,以帮助你走出情感的迷惘。

在你堕胎后提出分手,尽管很不道德,但可以使你免于更强烈的打击。即使分手,他也只能用这样的语言表达,不然拖泥带水,易造成误会。但你要明白,拒绝你、伤你的自尊,都已明确无误地告诉你:爱已到尽头。

正确看待失恋很重要。有婚姻学家统计,超过85％的人有过失恋的体验。那么,你失恋是再正常不过的了。失恋不能失志。爱或被爱,自尊和神秘感是法宝。如果一次次地找他而遭拒绝,不但被他看不起,别人也会冷眼看待。所以,恰当的做法就是不再找他,拉开距离,能回避他就尽量回避,恢复与他恋爱前的那种自信和矜持。距离能增加美感和神秘感,能恢复自己在异性心中原有的影响力、自信心。这里我要提醒的是,有些人会说:恋爱不成友情在,让我们以朋友的身份接触吧! 其实,朋友讲究自然、平等,失恋双方不再自然,一些交往会引起对方的警戒,弄不好,今后真的连朋友都不能做了。所以,不要欺骗自己而以朋友身份继续交往。现在唯一正确的做法就是回避他。慢慢地,你会忘了他。

女性,哪怕是很优秀的女性,如果过早地丧失神秘感的话,结局大多是悲剧性的。这或许是你在这次恋爱中最宝贵的体验吧!

案例八　正视自己

医生,您好!

我大学毕业4年,在某公司工作。由于业绩好,人际关系颇好,被前任经理委以重任。今年副经理任经理后,我发现工作处处遭其刁难。想到自己工作很认真,能力亦可,却不被领导认可,心中酸楚和委屈难以言语,自信崩溃。我该如何找回自信的自己?

您好!

努力工作得不到承认,反遭刁难,的确是件挺委屈的事。但仔细想想,你所做的一切仅仅是想得到某人的认可? 显然不是。

许多人对工作的认识似乎有误区:得到领导认同,工作热情高涨,积极性得以发挥;得不到,则热情一落千丈,一蹶不振;把工作当成改变别人态度的一种手段,而不是当成自我成长的经历。换言之,就是把自己主动的事变成掌握在别人手中的被动事。像木偶一样,情绪、工作态度随他人的好恶而出现波动。这样难以培养一贯的态度和稳健的心理,性格也难以成熟。

其实,一个人最应做到的,便是学会承认自己,要有自信心。暂时得不到某些人的认同并不可怕,因为原因可能是个性、人生观、处世方式、工作作风等不同,不一定是你的能力不行。可怕的是,就此否定自己,从此放弃奋斗。这样的话,刁难你、否定你的人就不止一个经理了。因此,要不断地磨炼自己,使自己走向成熟。

你很年轻,有美好的未来,也意味着你在工作中会遇到问题。承认这一点,你会更正视自己,走向成功。

案例九　换种认知可改变心情

医生,您好!

　　我是艺考生。最近半年,不知为何,一遇到紧张的事,就想吃东西。现在胖了近 20 斤。我也尽量克服。妈妈每天指责我,说我再胖就没有机会通过面试了。有时还在亲朋好友面前说我,让我感到很伤自尊。我现在与妈妈的关系很紧张,体重也减不下来,不知如何是好。

您好!

　　我十分理解您的处境,因此,也就想说说我的一些看法。

　　有一点我感触颇深:妈妈对你的教育态度和采用的方法,对大多数人来讲是难以接受的,至少这样做伤害了你的自尊,更是阻断了母女二人之间的朋友式的沟通。但同时我也感到妈妈对你浓浓的母爱,她希望你减肥,是为了你的漂亮和自信,能有自尊。只可惜母亲的方法不恰当,结果适得其反。但并不说明不爱你,相反,母亲深深地爱着你。

　　解决你的问题,首先要改善与母亲的交流方式。她可能不很懂你的心理,也不知用何种方式更好地表达自己的想法。你可以向她提出建议,并且明确地告诉她,不好的方式会伤害你。不过,要找恰当的时间和地点,如在你们心情较好时,持认真的态度。这可能需要耐心,不要指望一两次解决问题。我想,这不仅对你,对母亲来说,也很重要。

要对自己有信心。心态不好,看问题和解决问题的自信心不够,遇事都会从消极的角度来看待。所以不要逃避,要用积极的方式,如锻炼而不暴食,并安排好生活和学习。这样你会有更好的自我感受,对你母亲和别人的责骂也会平静看待。

学会理解家人。他们这代人与你有代沟,你认为非常合理的要求,在他们看来,并不一定是这样。所以,学会与家人换位来看同一件事,结果可能会不一样,也会更加理解他们对你的一些态度了。

人都有一个不断成长的过程,有委屈和痛苦,这本身就是生活的一部分。若干年后,这些经历会是一笔财富。

案例十　挫折是成长的动力

医生,您好!

我是一个远离家乡的务工人员,打工5年,频繁换工作,总觉得自己不能胜任工作,赚不到钱,年底也没有多少结余,好几年春节都没有回家。我在这里没有什么朋友,与同乡来往也很少,觉得在这个城市里,本地人也看不起外地人。我很想在家乡找份事做，与本地人结婚，生子，老于乡里，与家人共享天伦。但我们家乡没有那么多工作机会，青年人都在外地务工，即使在家乡，也会被人耻笑。更让我难过的是，与我相恋多年的女友说我没出息，与我分手了。我觉得是由于我内向、自卑，社交困难，怕被人拒绝。我曾想过去死，但理性告诉我不能这样做。我该怎么办？

您好！

在人生的道路上挫折是非常多的，有事业、爱情等方面的。这两个方面问题你都碰到了。一个人远离家乡，独自承担了这些挑战和压力，是令人敬佩的。因为，很多同龄人有父母在身边，有朋友陪在左右，心灵上的支持会大得多。而你却要孤勇拼搏，命运对你有些不公平。

故乡是心灵的港湾，在家乡工作生活更是安全温馨。但是，你要知道，人生本来就充满迷惘，世事难料。有人说，家就安在车轮上。你可能是个有作为的人，所以，要努力工作，其他就顺其自然吧。

经历越多，经验会越丰富。换工作也不见得是坏事。按现代多数人对职业的观点，职业不是一成不变的，职场人总是不断地用各种工作经历来充实自己。不要认为自己的这种经历是失败的表现，而是走向成功的彩排。

青年人四海为家已经成为大家的一种共识。在沿海的许多地方,外来人员都有超过本地人的趋势。他们不是与你一样,与当地人接触吗? 同样,一些本地人之间也不是很融洽。人际关系不好与性格有关,如内向、自卑等。所以我认为,需要改变的不是环境,而是你内向和不自信的性格。否则,即便回乡工作,也不见得能与人轻松相处。

改变性格,要用许多勇气,"怕什么做什么"是非常关键的。不要认为别人会拒绝你,你要有勇气与人接触。学会主动与别人打招呼,主动帮助别人,主动参与话题讨论,学会牺牲自己的一些利益。在一些公开场合,要敢于发表自己的建议和要求,让别人感到你的存在。

你的路还很长,你还有很多东西要学习。我想,这是每个青年人成功的必经之路。我们都有稳定生活的愿望,但这个世界注定不会给我们这些,大多人都在异国或他乡谋生。你身边的人大多如此吧。所以,要勇于面对困难,让自己成熟,只要你心存理想,一定会走出生活的沼泽。

案例十一　比　着　乐

医生,您好!

　　我总是开心不起来。虽然我现在工作稳定,妻子漂亮贤惠,女儿活泼可爱,但看到朋友和同事们有的开豪车,有的住豪宅,有的一年两次国外玩,安享天伦,内心不平衡，不知如何克服？

您好！

一位商人路过一个村庄，看到一个人悠然地靠坐在树阴底下乘凉，便不解地问："你怎么不去做生意呢？钱多了，就可以在家里享乐了。"那人听了哈哈大笑："那你认为我现在在做什么？"

接受自己，该多么快乐、悠然！

一些人的自卑、烦恼正来自"比着活"，而且比得不公平、不客观。

小宋是位护士，不久前还高兴地搬进结婚新房，令人羡慕不已。但问题也发生在她拿到房子的一刹那，她觉得自己房子不如同事小张的好，于是心情开始低落；认为自己没用，连房子都不如别人。其实，小张除了房子结构比她好以外，其他都不如她。但小宋就是凭这点认为自己不如别人。

总是有些人，他们不断地拿自己的缺点与他人的优点比较，导致处处不如别人之感，从不拿自己的优点与别人比较，把自己的优点看得微不足道。这样，岂不自卑透顶。

所以，要比就要公平地比，客观地比，全面地比。以某种单一或流行的尺度和标准比较时，往往会迷失自己，产生一种"一山还比一山高，强中自有强中手"之感，很难体验到成功。

一位集团领导一个来月情绪低落，把日常工作交给他妻子打点,他告诉我:"我并不是没钱,企业现在发展得很好。可你知道,现在某某公司都已拿到'浙江省……'的牌子,而他们原都跟着我打天下的,现在我却连'省牌'都拿不到。每当企业联谊会,我都无地自容。"

按照我们的眼光和逻辑,他肯定非常地快乐,他的财富在增长,他的企业在扩大,可他不快乐。因为他把自己的快乐建立在"与别人比富,永远拿第一"的基础上。试想,按照他的个性,既使斗赢了当地的老总,还是不快乐,他还会与更好的人相比。他有更多的理由自信、快乐,比如可以自豪地告诉别人:强将手下无弱兵,别人的成功与他密不可分,他比人家更早发迹等。可惜他不会想、不会去比这些,只狭隘地比某一方面的不足。

比能比出自卑,这是狭隘比的结果;比也比出自信,这是公平、客观比的结果。把生活目标定位得合理些,你的自信、乐观就建立起来了。

案例十二　学 会 拒 绝

医生,您好!

我今年刚刚工作,心里有说不出的烦恼。我很爱交朋友,非常看重友谊,对别人的要求总是尽量给予满足,有时为此要费很多时间和精力,也影响了我的工作和生活。我也想拒绝,但怕伤害他们,会感到内疚,会失去友谊等。你知道,很多事我也无能为力。因此,现只想逃避现实,以减轻心里的折磨。

您好!

我很理解你的感受。你这样做的目的,无非是想在朋友中留下好印象。但刻意去追求这一结果而不敢拒绝或不好意思拒绝,都是不可取的,因为这会使你失去不该失去的利益,并使自己生活在无谓的压力之中。

出现这样的情况,一是与你的性格有关。或许在平时的学习、工作和家庭教育中,片面地认为:只有满足、帮助别人才是有美德的表现。因此在做事之前,总怕别人不满意,事后自己很不愉快,内心矛盾冲突不已;二是过分在意他人的评价。你只能希望每一件事都赢得别人的赞许而违心满足他人的要求,却往往不关注自身的利益,你可能忘了一个事实,生活中最爱赞许的人恰恰是那些从不刻意去寻求赞许的人。

要获得真诚和永久的友谊,得到别人的肯定,接受与拒绝一样重要。生活中,拒绝别人或遭人拒绝是件很普通的事,因为满足每个人每件事是不现实的,不要害怕拒绝会失去友谊和朋友,或许有些人不会理解你,而使你失去了这份友谊,同样对他而言,也会失去你这位朋友,他如果不在乎,你又何苦在意呢?

拒绝要果断、明确。对一些自己认为应拒绝的情况，要及时、果断，任何的模棱两可、犹豫不决、拐弯抹角、迂回曲折都可能引起对方错觉，导致不必要的误解。

当然，拒绝要注意别人的自尊心，不过对你来讲，首先是要学会拒绝。

16

第十六章

恋爱与婚姻

案例一　可否情归网恋

医生,您好!

在半年前,我通过网络认识了一位杭州的男孩。在网上,我们无话不谈,有种相见恨晚的感觉。我感到恋爱了。但我很担心,网上恋情会有结果吗?

您好!

一位德国男孩通过网络结识了一位残疾的中国姑娘,并不远万里,来到中国,圆了他的网恋梦。可见,网恋也是寻找爱情的途径之一。但是,更多的人自认为在网上找到真爱,却被现实击碎了美梦。因此,网恋能否找到真正的爱情,还需持慎重的态度。

当今有许多"网虫"活跃于数万个交友网站。一些人因此坠入爱河。但更多的还是抱着"别问我是谁,请与我相恋"的态度,这属于纯粹的"网络精神恋爱",不求结果。这种"柏拉图式"的恋情,显然是不现实的。更有一些人,虽然在网上与对方无所不聊,但不一定志同道合。因为在网上交往时,彼此不知对方的真正身份,没有过重的心理负担。爱情毕竟要回到现实生活。在现实中,能比在网上交流得更好,才算是真正的恋爱。

我认为通过网络交友与其他方式交友没有什么两样。网络只是一种媒介,交流可以通过这一媒介开始,但建立爱情却需要很多因素。心理学家认为,彼此的各种身体语言对恋爱极为重要。只有无视觉和听觉的交往,结果是不可靠的。再说,还要防止一些人在网上刻意扮演另一副形象呢!

网恋是否会改变恋爱观?我不得而知,但经过数字化包装过的恋爱,需投入更多的现实感情,才能获得现实的爱。

案例二　择偶如购物吗

医生,您好!

俗话说"女大当嫁",我今年32岁了,仍孤雁一只。应该说,无论是学历、经济条件,还是职业,都是可以的。工作近十来年,也认识交往了不少男孩,可总没有找到符合自己要求的。现在弄得介绍人都害怕再为我介绍。我现在真的怀疑,是心理障碍作怪还是因为别的。请帮助我!

您好!

在择偶时持慎重态度是正确的,并非一定有什么心理障碍。不过,在十年时间里,仍觉没有男孩子适合你,可要找找原因。

一些自身条件比较优越的大龄青年,在择偶时似乎遵守着这么一条原则:漫天撒网,全面发展,广种薄收,重点培养,择优录取。这道理似乎也对:恋爱越多,经验越丰富,成功的机会越多。可事实上,恋爱次数与成功率成反比。有人做过有趣的统计:初次恋爱的成功率明显高于多次恋爱的人。原因是人们的比较心理在作怪。尤其是一些女性,随着时光的流逝,具有隐恶扬善的心理暗示,认为过去的恋人更好,而对眼前的恋人则更苛刻,总进行不公平的比较。恋过的人越多,失去的机会也越多。不知你是否也有这种心理。

择偶不像购物,具有双向性,你选人,人也在选你。恋人双方彼此什么都满意的少之又少。关键在于取长补短、适可而止。请记住:人各有所短,各有所好,各有所适,看你选择的人是否已满足你主要的几个方面。

我理解像你这样的朋友有时很在乎别人的流言蜚语,其实,恋人好不好,你最了解,别人又知道多少呢? 如果为了满足一时虚荣而任别人左右，实非明智之举。

案例三　撒个谎也无妨

医生，您好！

　　我与男友恋爱3年，准备年底结婚。但我每次想到他对我的真诚，心里都有负疚感。因为我在19岁的恋爱中，有过性经历。我很想告诉他，请他原谅，这样会好受点。但又怕他不理解，使感情蒙上阴影。我该怎么办，请告诉我！

您好！

　　像你这样对婚姻负责任的人，都会在这十字路口产生迷惘和徨彷。从正反经验教训和现代人对性纯洁性的关注来看，我认为还是不要把这事告诉男友好。也许你认为做人应该诚实，但假如人生可以撒一次谎的话，这就是你需要的。有时，一个善意的谎言比残酷的真实更有积极的意义。

　　生活中的确有这么一种观点：因为，把性经历坦白，对方反而更爱你，家庭更美满。其实这可能是一个美丽的误会。有人的确会这样，有些人却不能很理智地对待。可能他们装着不在乎的样子，并常有这样的诱惑：你不说我就有意见，说了，就没事了。这种人其实是最在乎你的过去的，这也许是矫枉过正的心理在作怪吧！知道你的过去,可能会使本来美满的婚姻蒙上阴影。所以,不告诉对方,可能对婚姻最安全。

请忘掉过去,因为每个人都可能会有过失,事实会因为你的忘记而消失。美满婚姻在乎的是今天的真诚,祝你幸福。

案例四 别戏感情

医生,您好!

　　我很想考验一下我丈夫对我的感情。在看了别人用贺年卡戏丈夫的游戏后,也模仿了:请好朋友微信联系他,说很想跟他交朋友。我很想他能把这件事告诉我,但未见他有丝毫反馈。第三次微信约他见面,他竟然真的如期赴约。当然,见面的人是我。我们现在心里都有一个结,想想结婚都3年了,他还是辜负了我,真不知怎么办。

您好!

　　恕我直言,你的幼稚想法和行为的确伤害了夫妻感情。但毕竟出于"爱之切"的缘故。我很理解你此刻的感受,并乐意与你一起解开你心中的结。

　　许多朋友曾考验对方感情是否真诚,也玩过类似的游戏,如匿名打电话、寄贺卡、写情书,说自己遭受巨大不幸,等等。其结果往往是利少弊多。最简单的原因就是戏弄了情感的真诚性。如果你们爱得很真,你的行为会伤害他的感情,同时,也给他增加感情的负担;如果你们情缘尚浅,那么你的做法无异于诱惑,很容易产生情感的隔阂。无论哪种结果,都是你不愿看到的。其实,不是有人在玩"假做真时真亦假"的游戏时丢掉了感情吗?以后不要再出现类似的事了。

至于你丈夫没有向你解释微信的事,决不能只解释为感情不专。他可能认为此事不值一提,避免你无端猜疑;或有道义为发微信者保密。至于如期赴约,也可能是好奇心在作怪。真的有好多理由这样做,关键在于你以什么角度审视他。

俗话说,解铃还需系铃人,现在要做的就是向他道歉,并告诉他你的初衷。感情真的不是靠猜疑来增长,而是用深情和坦然。

案例五　坦然面对失恋

医生,您好!

两个月前,与我相恋两年之久的男友突然无端提出分手,我实在无法接受这一现实,因为两天前我们还在谈论婚事。在许多人眼里,结婚对我俩来说仅剩法律手续。如此分手,我如何找回青春、名誉、自信? 我曾为此自杀过,但无法打动他的铁石心肠。生活还很漫长,我却举步维艰,今后该怎样生活?

您好!

我很理解你的心情。任何人遭受这样的打击,都会有同样的情绪反应。要说明的是,男方这样做无论如何都应受道义上的谴责。因为他的行为有可能会造成严重的后果。与这样的人生活在一起是没有任何安全感的,分手或许是对的。

你现在要做的是接受这份痛苦。你那么地投入,情感突然丧失,不伤心反而不正常。要给自己一段消除痛苦的时间,从情感波澜归于平静要有一个过程。在这段时间里,你可以一个人尽情地在家里哭泣,发泄心中的郁闷。但我不赞成把自己的感受反复地向朋友倾诉。或许你倾诉后感受会好一点,但也在不断地提醒自己所受的创伤,不利于感情伤口的愈合。心理学上有称为隔离作用的防御机制,也就是说,越少提及或有意回避伤心事,就越不容易想起这件事。你不妨照着试试。

转移注意力和融入积极的生活是走出感情低谷的又一有效方法。许多失意之人,面对积极的生活,有意无意地以"打不起精神"加以拒绝。他们也知道融入积极生活有好处,或曾经努力过,但总不能给予足够的时间去体验。希望你能先强迫自己尝试,过不多久,就会体会到它的作用。

你也许一直想知道分手的原因。其实,日本的婚姻学家的观点认为:如果恋爱两年仍无结果,这本身可能就是分手的理由。何况你们之间早已失去结婚的浪漫和神秘感。如果对这场受挫的感情有什么特别值得反思的话,那就是:下次恋爱不要过早地失去神圣感和神秘感。

案例六　恋爱方式有多种选择

医生,您好!

我已过而立之年,恋爱问题一直困扰着我。以前,自负风流,许多恋爱的机会和缘分都因我的大意擦肩而过。现在的我,身心疲惫,想找个宁静的港湾。蓦然回首,已风光不再,或许只能借助媒妁之言了。但我心里却无法接纳后者,我一直认为这很"掉价"。心理医生,请帮助我克服这一心理,早圆恋爱之梦。

您好!

我很理解你的感受,现代青年为事业耽误婚恋,似乎又成为潮流。不过,对一个真正成功者来说,家庭和事业是同等重要的。你认为借助媒妁之言的恋爱是一种"掉价"的表现,的确就像你自己所说的,是一个心理问题。

恋爱方式有多种,常见的大概有"郎才女貌""一见钟情""青梅竹马""关系转移"等。"媒妁之言"也经常见,且被很多人所接受。因为这种方式有很多优点:双方从开始接触,都知道交往的含义,避免走弯路;对于生性腼腆、不善交际或本身有缺憾的人,这种方式可以减少不必要的为难和尴尬;男女还可以平等地相互选择,找到比较配自己的人,最大的优点是选择范围较大。

不要认为只有自由恋爱才是高贵的。据统计,中国人80％通过"媒妁之言"确立恋爱关系,共筑爱屋的。再说,现在的"媒妁之言"也不只是朋友牵线,或婚介搭桥,杂志、报刊、网络都是"媒人"。应放弃原有的观念,接受包括"媒妁之言"等方式对你的帮助。

当然,选择这种方式也需要理智和保持清醒,有些可能利用媒妁隐瞒自己的缺憾及不足;也可能夸大事实,渲染优点;居心叵测,从中获利。但不自己尝试,获取幸福的机会就会失去一次。

案例七　做朋友还是情人

医生,您好!

我在机关工作,近来与一异性同事相处得特别好,他给了我不少帮助。不久前,他暗示我能否与他建立非一般的关系。理由是熟人中已有这样的事。我很矛盾，我还没结婚，他已有妻小。拒绝，心里也有些不舍，毕竟我认为双方是有感情的。我现在真的很惘然，做情人还是做朋友？

您好！

在生活中，这样的事的确会使一些人迷惘。但我想，还是做朋友好。如果你们真的成了情人，会伤害他的家庭，更重要的是，伤害你的感情和你们曾经的友谊。

这位男士喜欢什么？一般来说，找情人，年轻、漂亮、新鲜、刺激是最大的诱因。而这些都将随着岁月的流逝、交往的增加归于平静。到时，他也像背叛妻子一样，背叛你这位美丽不再的"情人"了。

你现在有一种想法，认为拒绝了他，他将不再帮助你，也会失去朋友关系。其实若真的只有建立了情人关系才会帮助你，那么你们之间的友谊本身就值得怀疑；情人的关系本就脱离了友谊；情爱是自私的，建立情人关系后，从心底里他是不希望你与其他异性接触的。到时，其他异性又该怎样看待你们的友谊呢？

曾有婚姻学家、社会学家做过调查：男人们愿意维持原有的利益和家庭的稳定性，情人大多成为生活的调剂，因为对情人可以不负太大的责任。这点从男人对情人谈话中可以看出：他们往往都曾大肆宣扬妻子的种种不是，但却表示不马上与妻子分手而与情人结婚。资料显示，如果男子的确爱上情人，往往会在第一年与其结婚，过一天，这种机会就少一点。

案例八　相恋不能用恨表达

医生，您好！

　　我们恋爱 4 年，在争吵中度过两年。不是没有感情，彼此无时无刻不在思念对方。可每次见面，总是为一些小事争吵，最后不欢而散。我也想过分手，但感情未走到这一步。我承认，我们个性都很强，谁都不想服谁。您认为这样的恋爱会有结果吗？

您好！

　　恋人之间出现这种现象的确令人感到惋惜。虽然还没有太大地影响感情，但至少多次的感情"危机"已动摇了你的信心。可以这么说，如不改变，结果自难预料。

　　这样的恋爱现象也不少。恋人们期盼着一起能互诉衷肠，结果却是争吵抱怨，不知有多伤心。他们也一定在问：为什么老用"恨"来表达"爱"呢？

　　其实，出现这现象，原因就像你认为的，可能是双方个性太强的缘故。生活中，其中的一方有较强的权力欲和支配欲,另一方相似或存在反抗权势的特点,那么,两人在一起就容易出现铁锤碰铁钉,硬对硬,不吵才怪呢!

这倒不是说,你们两人的个性就意味着有缘无分。生活中,两人个性相似但经磨合能幸福地生活在一起的例子比比皆是。要认识到双方的个性特点,找出争吵的实质原因。就你们而言,冲突可能因双方的支配型个性和反权威个性,并不是故意或主动伤害对方。知道这一点,有助于你们相互了解和宽容。

要学会个性的磨合和适应。尽管有"江山易改,本性难易"的说法,但也不是不能改变。因为,没有人能完全依自己的个性行事。你们完全可以在了解对方个性后学会适应。不是说"退一步,海阔天空"吗?

恋爱双方的个性一开始的磨合是很困难的,关键是静心观察,看准最佳切入点,以达到最快最好的结合,控制争吵导致的情绪失衡。希望你们早日圆梦。

案例九 冲 动 有 因

医生,您好!

我今年27岁,恋爱迟到了。一个月前,经人介绍,与一位男青年见了几次面,感觉颇好。要不是在几天前的一次约会中他突然拥抱并亲吻了我,我打算与他确立关系。现在我们虽然还见面，但总觉得别扭。我不是精神恋爱的推崇者，我也不想放弃这次机会，但我又怀疑他的品行。心理医生，对他的亲昵之举，我该如何办呢？

您好！

我理解你的感受，许多女孩像你一样，对恋爱时间不长便有亲昵行为感到不能理解和难以接受。许多本来有结果的恋爱就这样有缘没分了，造成无数遗憾，因此，有必要理性看待恋爱中的冲动。

从心理角度讲，恋爱中的男女在某些方面是有差异的，男性多少都希望用身体的动作表达亲密，尤其是感情积累到一定程度和所处的环境富有情调时，这种亲昵行为就容易出现。有人说，恋爱中男方总是为性的目的付出爱，女方则为了爱的目标付出性。尽管不完全是，但从某种意义上讲，这是一种自然的、可以理解的现象，不一定与品行连在一起。

爱情是情爱与性爱所构成的复杂综合体，只有性爱（不是性欲）缺乏情爱，或缺乏性爱只有情爱，都是残缺的。恋爱中的双方都应给性爱留有一席之地，当然，排除性关系的发生。应该说，爱恋与冲动是不可分割的，真正的爱能够表达和接受有分寸的亲昵行为。至于分寸，就需要看是否发生于情而止于礼了。

你将这种恋爱中的亲昵行为斥为品行不端而产生抵触和排斥的心理，并不奇怪，可能与感情及其他方面的创伤有

第十六章

恋爱与婚姻

关,也可能是不了解双方心理、生理方面的差异,也可能是认识太过理性等。你可以向男友坦诚地讲明白自己对亲昵行为的看法和接受程度,这样有助于你们感受到恋爱的甜蜜和情调。

案例十　伊人旧情不再

医生,您好!

我今天 29 岁了。在温州,女性到了这个年龄,都担心会嫁不出去。我遇到一位很优秀的男士,家人朋友也觉得我们很般配的,但我却总觉得他缺点什么,因为我总把他与初恋的男友比较。我知道应该要放下,但无法做到,不知怎么办好。

您好!

任何曾经真心投入于爱的人都忘不了旧时恋人,毕竟他在你心中曾经那么重要。你现在正经受着感情与理智的抗争,需要理性的选择。

最难忘的是初恋,最容易想起的是初恋的恋人。一个曾经拥有又失去的恋人的确令人想念,也容易使人产生重续前缘的念头。但分手这么久,更要以理性的思维来看待过去的那段情。那场恋爱真的无法替代吗? 你们还不是"极不情愿""平静"地分了手吗？这说明在你们之间，还有其他潜在的因素比恋爱本身更重要。也就是说，因为某个因素，可以放弃那场恋爱，那么，也有更多的因素平静地对待旧恋人。

心理医生在帮助别人化解失恋的痛苦时，常常采用情感替代法。在适当时候，重新恋爱，化解痛苦，减少对过去的沉溺。你现在已有这个机会，不妨去珍惜。

忘不了旧时恋人，常常是心理整饰和怀旧心理作用的结果。它常常把过去的恋人优点扩大化，缺点特点化，认为过去都是好时光。理性的你更应尊重现实，你现在的恋爱有足够的感情基础，以初恋的激情去体会现有的爱，有助于抚平心中的涟漪。

伊人仍旧，情已不再，"旧船票"的故事都可能在每个人身上演绎过。在记忆中留一个位置，学会善待它，便是善待友谊、感情，更是善待自己。

案例十一　罗密欧与朱丽叶效应

医生，您好！

我与同学恋爱半年。我父母一直反对，认为不般配。说实话，我对他也不很满意，也曾想放弃，但父母的干涉使我更喜欢他，这也许是我的逆反心理在作怪吧！但我很害怕，逆反心理没了，我的爱情也会消失吗？

您好！

　　我理解你的心情。父母反对而子女坚持的恋爱很多，一些人追求到幸福人生，另一些则以失败的婚姻而告终。因此，你的担心并非毫无道理。

　　首先让我们简单地复习熟悉的故事《罗密欧与朱丽叶》。朱丽叶的父母不顾女儿与罗密欧的真挚感情，强迫她嫁给一位她不爱的男人。朱丽叶用假死来逃婚，罗密欧却因此殉情，最终两人用生命捍卫了纯真的爱情。

　　这感人的故事，在心理学上算是罗密欧与朱丽叶效应。从心理学上讲，爱情是生理兴奋和适当认知相结合，容易受环境的影响。一些遭受暴风雨摧残的爱比在风平浪静条件下建立的爱更令人神往。作为一种环境因素，父母的干涉不一定能如愿，有时反而起反作用，你的爱更深就是一个例子。

　　但同时你也知道：如果恋爱的基础不是出于真心而是某种环境因素如逆反心理，那么这基础是不扎实的。当环境因素不复存在时，原先被压抑的矛盾便浮出水面，最后影响到婚恋的幸福。这方面的例子也不胜枚举，望你深思。

　　自由恋爱是值得称道的事，但父母的反对肯定也有一定的道理。不妨理性地与父母亲交流一下看法，而不是带有偏见地用逆反作为恋爱的理由。当然，父母也应当从罗密欧与丽叶效应中得到某些启发，以免弄巧成拙。

案例十二　过分关心伤恋爱

医生,您好!

　　我与男友相恋一年,不能说缺少温存,他对我太"好"了。比如,我晚上去玩一下,总是"关心"地问在哪里,与什么人一起;我收到信息,他喜欢"帮我"仔细地看一遍,同时忘不了问是谁在联系我。我实在觉得承受不了他的"爱",真想就此与他分手!

您好!

　　我理解你的感受,在恋爱时,"享受"到像你这样待遇的人并不少见。这在一定程度上限制了个人的空间,威胁到内心隐私。有些人会因此选择分手。

　　平心而论,他这样做的目的是爱你,也想避免你们的爱情受到干扰。但方法欠妥,原因有两个方面:一是他的个性属于多疑和自卑,对自己的能力缺乏自信,对未来没有把握。基于这种不安全感,他会用令他放心的方式来平静自己的情绪,出现没完没了的"关心"。二是方式不妥,即不知道如何正确与恋人相处,片面地认为,恋人之间不存在秘密,双方应坦诚相见;推崇两人世界才是真正的恋爱。所以,在他眼里,"关心"你是维护爱的表现。

这种方式对恋爱有破坏性。你要在以下方面加以努力，不能改变现状分手也不迟。

要以行动来表达你对爱情的忠贞，尽量一起参加社交活动。对他一时不理解的事，尽可能解释，当然也不必反复解释，以免使问题复杂化。但一定不能出现伤害他自尊心的语言或行为。

要让他知道隐私对恋爱的魅力，且是未来婚姻生命力的保证。如果隐私不存在，爱情便会到尽头。

要让他明白恋爱的排他性和社交的相容性并不矛盾，并鼓励他从单纯的两人世界中走出来，在社交中树立自信。

案例十三　受伤的多为女性

医生，您好！

我曾有过一个美满的家庭和一个可爱的孩子。两年前，我的一位男同事常与我说起自己的婚姻不幸福，并流露出对我的爱意。刚开始，我只对他的遭遇表示同情，并常常给予理解，但最后坠入婚外恋的"爱河"。从此对丈夫的感情逐渐冷淡，3个月前离婚。刚开始时，男同事常发誓会为我而离婚，但见我真的离婚后，现在却连我的面都不愿意见。我有种被欺骗和出卖的感觉……

您好！

　　这样的故事我们已不再陌生，电影《一声叹息》《手机》都向人们展示了婚外恋的"凄美"结局。在现实生活中，一个接一个因婚外恋造成家庭破裂、反目成仇的生活剧不断上演。但人们仍有你演罢来我登场，使剧情继续下去。

　　婚外恋的心理社会因素是复杂的，有人认为，两性婚外恋的心理有很大的不同。男性的心理可能有：

　　首先，男人对事业看得较重，当婚外恋伤害到他的事业时，少有人牺牲自己好丈夫、好父亲的名誉，背负违反家庭道德的罪名来自毁锦绣前程。

　　其次，在动机上，更多的是一种精神上的放松，并大多没有与情人结为连理的预期目标。一旦婚外恋带来的不是放松而是无休止的紧张和麻烦时，他们大多放弃这铤而走险的浪漫爱情，而回到世俗、平静的现实中来。

　　最后，男性往往源于对妻儿的良心和责任，或屈从于世俗舆论的压力，在婚外情场上临阵退却。虽有负于婚外恋人，然而，这毕竟是他们在两难困扰中的理性选择。

　　而女性的心理不同：

　　首先，女性大多把爱情当作人生的主旋律，也只有在对情人动心的真爱前提下才会尝试婚外恋。

　　其次，女性往往很难把性和情相分离，她们不像男性那样没有爱也可消遣，没有情也可获得性快感。只有在自己的感情需求获得满足时才愿意付出性，并达到性情相融、灵肉合一。一旦与丈夫无感情，性乐便无从谈起。

　　最后，女性婚外恋的一般历程是厌旧喜新—弃旧图新，而很少喜新不厌旧，在追求婚外幸福时往往比男子更勇敢、执着。但往往是迟迟不见情人迈出实质性的一步，以致自己人财两空、进退两难。

　　从以上的分析，我们得知，婚外恋受伤的多为女性。